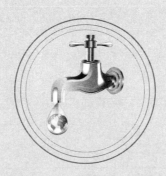

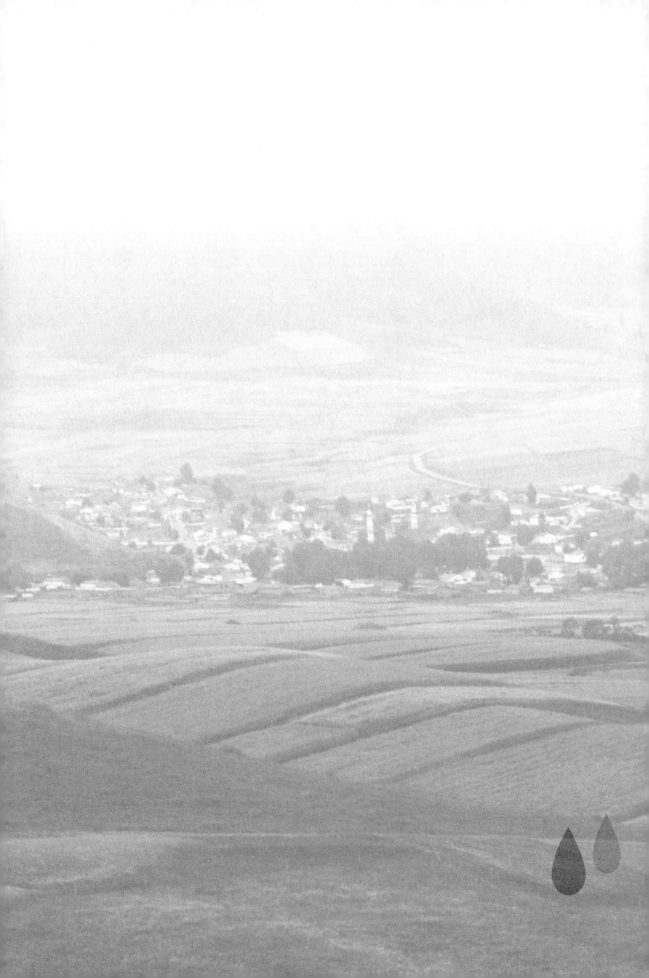

村镇饮用水
卫生安全手册

主　编　张华东

副主编　张　琦

编　者（按姓氏笔画排序）

王正虹（重庆市疾病预防控制中心）

向新志（重庆市疾病预防控制中心）

李　怡（重庆市疾病预防控制中心）

吴　燕（重庆市市政设计研究院有限公司）

张　琦（重庆市疾病预防控制中心）

张华东（重庆市疾病预防控制中心）

周倩如（重庆市疾病预防控制中心）

赵怡楠（重庆市疾病预防控制中心）

陶　勇（中国疾病预防控制中心农村改水技术指导中心）

人民卫生出版社

·北　京·

图书在版编目（CIP）数据

村镇饮用水卫生安全手册 / 张华东主编 . —北京：
人民卫生出版社，2021.10
ISBN 978-7-117-32279-9

I. ①村… Ⅱ. ①张… Ⅲ. ①农村给水 —饮用水 — 给
水卫生 —中国 —手册 Ⅳ. ①R123.9-62

中国版本图书馆 CIP 数据核字（2021）第 210966 号

人卫智网	**www.ipmph.com**	医学教育、学术、考试、健康，购书智慧智能综合服务平台
人卫官网	**www.pmph.com**	人卫官方资讯发布平台

村镇饮用水卫生安全手册

Cunzhen Yinyongshui Weisheng Anquan Shouce

主　　编：张华东
出版发行：人民卫生出版社（中继线 010-59780011）
地　　址：北京市朝阳区潘家园南里 19 号
邮　　编：100021
E - mail：pmph @ pmph.com
购书热线：010-59787592　010-59787584　010-65264830
印　　刷：中农印务有限公司
经　　销：新华书店
开　　本：787 × 1092　1/16　印张：8
字　　数：180 千字
版　　次：2021 年 10 月第 1 版
印　　次：2021 年 12 月第 1 次印刷
标准书号：ISBN 978-7-117-32279-9
定　　价：40.00 元

打击盗版举报电话：010-59787491　E-mail：WQ @ pmph.com
质量问题联系电话：010-59787234　E-mail：zhiliang @ pmph.com

前　言

　　生命诞生于水,水是人类赖以生存的基本条件。人类自古逐水而居,充足、清洁和便利的饮用水是人类选择聚居地的首要因素。近代,从以家庭为单位进行取水、储水到管道集中式供水是人类生活方式的重要革新。我国最早的自来水厂于 1883 年在上海诞生,经过一百多年的发展,自来水早已成为了城市不可或缺的基础设施之一。由于水源、地形条件和居住分散等原因,我国村镇自来水的起步比较晚。新中国成立后开展的结合农田水利建设的农村改水,以解决水源水量保障为主。20 世纪 70—80 年代,启动了"农村人畜饮水解困"和"防病改水"等项目。"八五"至"十五"期间,农村改水加快进展,将改水与扶贫目标结合。自"十一五"开始,农村饮水安全工程项目全面启动,经过十多年的建设,到 2018 年,我国农村集中式供水覆盖率达到 86%。

　　评价饮水安全的指标有四项,即水量、水质、保证率和方便程度。自来水的建设无疑对于保证率和方便程度有了本质的改善,充足的水源水量也能较好地保障供水水量。水质安全就成了饮水安全中最亟需改善的指标。在农村饮水安全建设的同时,农村饮用水水质卫生监测的工作也在同步开展。根据多年来的监测结果,农村地区的主要水质问题是微生物超标。这个结果跟其他国家的小型或分散式供水水质是相似的。因此,控制微生物超标成为提升村镇供水水质安全的主要目标之一,消毒设施的配备也成为首要的措施。饮用水微生物安全为何得到如此重视呢? 自从微生物在 17 世纪被发现后,很多疾病的发生和传播有了新的科学解释。未经消毒或受污染的水中可能存在致病微生物,包括病毒、细菌和原生动物,饮用或接触后可能会造成感染性疾病。如在我国已经宣布被消灭的脊髓灰质炎曾经有很多经水传播的病例,痢疾、甲肝等传染病以水为介质的传播风险很高,近年来在学校时有发生的诸如诺如病毒感染也可能以水为传播途径。

　　随着社会经济发展,经济活动和人类生活排放的废弃物对饮水安全带来威胁。一方面是水源地水质污染的风险,水处理对新型污染物的有效性和可持续性,化学处理可能产生的副产物风险;另一方面是配水过程中水质的变化、管道中沉积物和侵入性污染物都在威胁着水质安全。为了应对风险来源的变化和保障水平的提高,各种新的供水安全理念和方法不断被提出并试点实践,膜处理、生物活性炭等新的处理方式对不同水质的适用性也不断改善。然而,由于建设起步晚、管理水平相对较低,现阶段村镇供水水质改善主要以完善常规处理工艺,提升运行管理精细化、科学化为主。

饮水安全是民生之基,饮水安全保障除了供水单位不断提升管理水平之外,履行法律赋予的卫生监管职责也是饮水安全的重要屏障。随着公共财政体制改革,政府的定位与公共产品和公共服务的提供者逐步清晰,面向每个公民的基本公共卫生服务项目将饮水卫生安全纳入服务内容。从"监管"到"服务"的转型,要求内容更加丰富、技术更加精准,对我们的工作提出了更高的要求。

为此,我们编写本书,供基层从事饮水安全相关工作的人员,特别是村镇供水、管水、监督和监测的管理和技术人员在工作实践中参考。本书梳理了法律、法规赋予的饮水安全职责,比较了国内外在饮用水安全法律体系和法律实施中的异同,介绍近年来新的饮用水卫生管理的理论、模式、方法和案例。本书也针对我国村镇供水的现状和特征,介绍常规和特殊的处理工艺及运行管理关键技术等。

编　者
2021 年 7 月

目 录

第一章
村镇供水的发展及饮水安全技术

第一节　我国村镇供水的发展

新中国成立初期,我国大部分农村地区存在着不同程度的饮水困难和饮水卫生问题,缺水、取水用水不便和水质不佳的问题普遍存在。由饮水导致的肠道传染病和寄生虫病等发病率高居不下,介水传染病、地方病占农村发病率总数的 80% 左右,严重威胁人民健康。为保护健康,改变农村供水的落后面貌,农村改水应运而生。

初期的改水主要是以打井、引水为工程措施,同时实施水井加盖、井台加高等简易的水源卫生防护措施。进行水源防护和改善饮水是预防传染病,特别是介水传染病的重要手段,对减少疾病起到很大促进作用。各地结合实际,因地制宜地采取了多种新技术、新方法,采取水源保护和兴修水利相结合的基本做法。北方通过打井、打窖,解决缺水的问题;南方通过引泉、手压井、人畜分塘饮水等解决水质污染的问题。

到 20 世纪 70 年代末,我国仍有 5 亿多农村人口的生活饮用水需要改善,包括饮用不洁净的地表水、苦咸水、高氟水,还存在大量的缺水地区。同时,乡镇企业和农村经济的发展,人口增加和生活水平不断提高,对水的数量和质量的需求均有所提高。1981 年 4 月,我国政府决定参与“国际饮水供应和环境卫生十年”活动,承诺“以 1981 年至 1990 年的 10 年为目标,争取通过 10 年或更长时间的努力,使我国人民的饮水和卫生条件有较为显著的变化,为实现‘国际饮水供应和环境卫生十年’奋斗目标,做出中国人民的贡献”。自“七五”计划开始,连续将农村改水列入“五年计划”任务目标,制定了具有中国特色的农村改水指导方针,依靠地方政府,加强部门合作,广泛发动群众,大力推动落实,在全国范围内开启了农村改水工作的新局面。1986 年国民经济和社会发展第七个五年计划提出目标——1990年争取使 80% 的农村人口饮用安全卫生水。自此后的“八五”“九五”“十五”计划均列入了饮用安全卫生水目标,要求到 2000 年,农村改水率达到 90%,其中集中式供水占 50% 以上。到 1990 年底,全国农村改水累计受益人口率占农村总人口的 75.4%,建自来水厂(站)33.2 万座,饮用自来水人口占农村总人口的 30.7%。

1985 年 5 月,世界银行和我国政府签订协议在中国农村开展供水项目,这是我国改革

1

开放后首次利用国际组织软贷款开展农村改水项目,并由此开始了持续二十余年的四期世界银行项目。四期项目执行地区共 21 个省份、181 个县,遍布我国各个地区。项目总投资为 68 628.60 万美元,其中利用世界银行贷款 32 200 万美元。项目共建集中式供水系统 6 058 处,分散式供水系统 65 772 处,改水受益人口 2 437.71 万人,其中自来水供水受益人口占 97.15%,建设卫生公厕、校厕和户厕 7.21 万座,1 511.5 万人接受了供水、环境卫生和健康教育培训。四期项目的实施对当地的经济社会发展产生了一定的影响,显现出良好的效益,主要体现在对项目地区提供了有效援助,对农民群众卫生行为改变有明显促进,农民群众健康水平有显著提高,节省大量取水劳动力,促进经济发展,提高当地经济收入水平。通过项目的实施进一步引入先进管理理念和市场机制,创造出"以改水为中心、以健康教育为先导,带动环境卫生整体改善"的"三位一体"模式,并成为我国开展农村改水改厕与环境卫生工作的指导原则,在国际上也得到广泛认可和称赞。

通过 20 年的改水,到"十五"期末,农村改水受益率达到 94.06%。虽然改水受益率几近全覆盖,但是农村改水仍然处于低水平保障的阶段。进入 21 世纪,中央政府高度重视农村饮水安全。

2000 年以来,农村饮水工作逐步纳入中央政府财政支出范围。"十五"期间,中央政府主导实施了"农村饮水解困工程"。自 2005 年以来,历年中央 1 号文件都将农村饮水列入党和国家农村工作的重点,在不同时期提出与现状和发展相适应的规划和发展要求,从水量保障、水质安全、运行管理、水源保护等角度部署农村饮水阶段发展目标。

2005 年,《中共中央国务院关于进一步加强农村工作提高农业综合生产能力若干政策的意见》指出,在巩固人畜饮水解困成果的基础上,高度重视农村饮水安全,解决好高氟水、高砷水、苦咸水、血吸虫病等地区的饮水安全问题,有关部门要抓紧制定规划。2005 年以来,中央政府将农村饮水安全工作列入对各有关地区和部门完成《政府工作报告》量化考核指标的重要内容,中央财政逐步加大了对农村饮水的投入,各级政府将保障农民群众的饮水安全问题作为政府的重要任务和民生工程的重点任务。2005—2006 年,实施了"农村饮水安全应急工程规划",启动了"农村饮水安全工程'十一五'规划"。

2007 年,《中共中央国务院关于积极发展现代农业扎实推进社会主义新农村建设的若干意见》指出,"十一五"时期,要解决 1.6 亿农村人口的饮水安全问题,优先解决人口较少民族、水库移民、血吸虫病区和农村学校的安全饮水,争取到 2015 年基本实现农村人口安全饮水目标,有条件的地方可加快步伐。增加农村饮水安全工程建设投入,加快实施进度,加强饮水水源地保护,对供水成本较高的可给予政策优惠或补助,让农民尽快喝上放心水。2009 年,调整农村饮水安全工程建设规划,加大投资和建设力度,把农村学校、国有农(林)场纳入建设范围。2010 年,《中共中央国务院关于加大统筹城乡发展力度进一步夯实农业农村发展基础的若干意见》指出,要加大农村饮水安全工程投入,加强水源保护、水质监测和工程运行管理,确保如期完成规划任务。

2011 年,《中共中央国务院关于加快水利改革发展的决定》指出,要继续推进农村饮水安全建设。到 2013 年解决规划内农村饮水安全问题,"十二五"期间基本解决新增农村饮水不安全人口的饮水问题。积极推进集中供水工程建设,提高农村自来水普及率。有条件的地方延伸集中供水管网,发展城乡一体化供水。加强农村饮水安全工程运行管理,落实管护主体,加强水源保护和水质监测,确保工程长期发挥效益。农村饮水安全工程"十二五"规划项目启动。

2014 年,要求提高农村饮水安全工程建设标准,加强水源地水质监测与保护,有条件的地方推进城镇供水管网向农村延伸。2015 年,要求确保如期完成"十二五"农村饮水安全工程规划任务,推动农村饮水提质增效,推进城镇供水管网向农村延伸。

2016 年,要求强化农村饮用水水源保护。实施农村饮水安全巩固提升工程。推动城镇供水设施向周边农村延伸。2017—2018 年,将农村饮水安全巩固提升列入乡村振兴战略的重要措施之一。2019 年要求,推进农村饮水安全巩固提升工程,加强农村饮用水水源地保护,加快解决农村"吃水难"和饮水不安全问题。2020 年提高农村供水保障水平。全面完成农村饮水安全巩固提升工程任务。统筹布局农村饮水基础设施建设,在人口相对集中的地区推进规模化供水工程建设。有条件的地区将城市管网向农村延伸,推进城乡供水一体化。中央财政加大支持力度,补助中西部地区、原中央苏区农村饮水安全工程维修养护。加强农村饮用水水源保护,做好水质监测。

2021 年提出,实施规模化供水工程建设和小型工程标准化改造,有条件的地区推进城乡供水一体化,到 2025 年农村自来水普及率达到 88%。

在"十一五"到"十三五"三个五年的时间里,从优先解决水致地方病区、缺水地区的问题,发展到建设集中供水工程、加强水源保护、水质监测和运行管理,措施持续升级、标准不断提升。"十四五"开局之年,农村饮水安全的目标提高为"推进标准化和城乡一体化供水"。从"农村改水"到"饮水安全"不仅是名称的变化,也是积极的农村发展政策、民生保障水平和饮水安全标准提升的体现。

第二节　饮水安全的标准和实施

联合国在千年发展目标(2000—2015)——目标 7 :确保环境的可持续能力中,提出了"安全饮用水"(safe drinking water)的概念,并将安全饮用水定义为"获得改善的饮用水水源"(access to improved source of water)作为安全饮用水的定义。为监测千年发展目标的实施和进展,世界卫生组织和联合国儿童基金会开展的饮用水和环境卫生联合监测项目中,使用获得"改善的饮用水水源"(improved water source)的人群的比例作为安全饮用水的监测指标。"改善的饮用水水源"包括有保护措施的大口井、管井和管道供水等形式。据联合国发布的《千年发展目标报告》,截至 2015 年,全球人口的 91% 使用了改善的饮用水源,而1990 年只有 76%;自 1990 年以来,全球使用改善的饮用水的人口增加了 26 亿,其中 19 亿可以获得入户的供水,全球使用入户供水的人口达到了 58%;有 147 个国家按期实现了千年发展目标——使不能获得安全饮用水的人口比例降低一半。

在千年发展目标的饮水安全目标得到较好完成的基础上,联合国在可持续发展目标(2015—2030)——目标6:清洁水和卫生设施目标中,提出了新的安全饮用水目标——"安全管理的饮用水"(safely managed drinking water)。据调查,2015年全球的基线水平为:71%的全球人口,即52亿人已获得安全管理的饮用水,但仍有8.44亿人缺乏基本饮用水。安全管理的饮用水包括三个层次的含义,一是可及时或不间断供水,二是供水入户或入庭院,三是水质安全,不受粪便污染和化学污染。"安全管理的饮用水"较"受保护的水源"在标准上有了较大的提升。

饮水安全问题不仅在发展中国家存在,发达国家饮水安全区域发展不均衡的情况也相当突出。1974年美国颁布的《饮水安全法案》(Safe Drinking Water Act)是首个提出安全饮水的政府文件,并提出了建立以处理单元为中心的安全饮用水供水到户的策略。《饮水安全法案》规定了水质安全的要求,基于该法案,美国环保署制定的饮水水质标准目前已纳入了超过90种污染物,同时赋予美国环保署水质标准的监督执行权和居民获取水质状况的权利。《饮水安全法案》仅适用于公共供水系统,美国现有约15万个公共供水系统,尚有10%左右的居民仍然使用分散式供水,区域饮水安全问题仍然存在。据调查,美国约有1 500万人饮用井水、泉水或水窖水等分散式供水。其中,弗吉尼亚州就约有170万人,占弗吉尼亚州人口的22%。由于地质环境和化肥污染,这个地区的地下水存在高锶污染,贫穷、营养不良等因素加剧了高锶饮水的不良健康影响,尤其是对青少年。澳大利亚内陆少雨,边远地区的饮用水安全,尤其是基础设施较差的原住民社区的水质不安全问题比较突出。据报道,西澳洲原住民社区的供水由于地质原因和污染,导致水中硝酸盐和铀的含量严重超标,致当地居民慢性肾脏疾病高发。为了预防龋齿,澳大利亚在居住在内陆的原住民社区采用饮水加氟的措施,饮水氟含量设计在0.6~1.0mg/L。

我国的饮水安全也长期存在城乡发展的差异,农村集中式供水基础设施的建设在很长一段时间内落后于城市,农村地区存在的饮水高氟、高砷、苦咸、污染及血吸虫等水质问题,严重影响居民健康,取水困难和水量不足也制约着经济社会的发展。2004年,水利部、原卫生部根据我国农村经济发展现状和国内外对饮用水安全的基本要求,在征求各地和专家意见的基础上,制定了《农村饮用水安全卫生评价指标体系》。

农村饮用水安全卫生评价指标体系分安全和基本安全两个档次,由水质、水量、方便程度和保证率四项指标组成。四项指标中只要有一项低于安全或基本安全最低值,就不能定为饮用水安全或基本安全。

1. 水质 符合国家《生活饮用水卫生标准》要求的为安全;符合《农村实施〈生活饮用水卫生标准〉准则》要求的为基本安全。

2. 水量 每人每天可获得的水量不低于40~60L为安全;不低于20~40L为基本安全。根据气候特点、地形、水资源条件和生活习惯,将全国分为5个类型区,不同地区的具体水量标准可参照表1确定。

3. 方便程度 人力取水往返时间不超过10分钟为安全;取水往返时间不超过20分钟

为基本安全。

4. 保证率　供水保证率不低于 95% 为安全;不低于 90% 为基本安全。

表 1　不同地区农村生活饮用水水量评价指标　　　　单位:L/(人·d)

分区	一区	二区	三区	四区	五区
安全	40	45	50	55	60
基本安全	20	25	30	35	40

一区包括:新疆,西藏,青海,甘肃,宁夏,内蒙古西北部,陕西、山西黄土高原丘陵沟壑区,四川西部。

二区包括:黑龙江,吉林,辽宁,内蒙古西北部以外地区,河北北部。

三区包括:北京,天津,山东,河南,河北北部以外地区,陕西关中平原地区,山西黄土高原丘陵沟壑区以外地区,安徽、江苏北部。

四区包括:重庆,贵州,云南南部以外地区,四川西部以外地区,广西西北部,湖北、湖南西部山区,陕西南部。

五区包括:上海,浙江,福建,江西,广东,海南,安徽、江苏北部以外地区,广西西北部以外地区,湖北、湖南西部山区以外地区,云南南部。

本表不含我国香港、澳门和台湾地区。

从实际工作的需要出发,为了更好地实施农村饮水安全评价,2018 年由中国水利学会发布的《农村饮水安全评价准则》,对饮水安全的指标、评价标准和评价方法进行了分类细化和统一。主要为:①根据年均降雨量和人均水资源水平,制定不同水量安全标准;②根据水源水质特征、人群疾病谱和地方性或特征性水质污染物情况,科学合理选取水质评价指标;③对规模以上供水设施、小型供水设施和分散式供水,提供灵活多样的水质评价方法;④明确供水保障率的计算,即一年中供水量达标的实际天数与一年总天数之比。

第三节　村镇饮水安全的技术类型

饮水安全的标准不仅用于衡量饮水卫生和供水水平,不同的饮水安全标准也反映了社会经济发展水平和民生保障措施的力度。饮水安全与贫困密切相关,既是贫困的成因,也是贫困的结果。水利部宣布,截至 2020 年 6 月,按照现行标准,贫困人口饮水安全问题得到全面解决,八成以上农村人口喝上了自来水。我国幅员辽阔,地区气候、水源和发展程度的差异在村镇饮水安全上主要反映为:地区饮水安全水平差异仍然存在,饮水安全的突出问题各有不同。如西北地区主要为缺水和水量不足问题,西南地区主要为储水、供水设施的建设和水质不达标的问题。根据不同地区饮水安全的主要问题,因地制宜采取不同的技术手段,持续长效地保障饮水安全,是我国农村供水和村镇饮水安全的基本原则。

一、村镇集中式供水

村镇集中式供水指向县(市、区)城区以下的镇(乡)、村(社区)等居民区及分散住户供水的工程,以满足村镇居民、企事业单位日常生活用水和二、三产业用水需求为主,不包括农业灌溉用水。村镇集中式供水一般为具有水源、水处理设施和供水管网的独立供水系统,供水范围是县(市、区)城区以下的镇(乡)、村(社区)。

相较于市政供水系统,村镇集中式供水具有其自身特点:①水量:公共建筑、工商业、服务业用水量占比较少,居民庭院种植和饲养畜禽用水占比较高,小型村镇供水可暂不考虑消防用水;②用地限制较少,水处理工艺可考虑单位处理能力占地较大,但运行稳定的工艺,如慢滤;③对供水的可靠性可适度降低要求,在建设初期多以树枝状管网设计,根据需要逐步成环;④在水源限制的情况下,可选用非常规水源,如集雨;在电力保障水平限制的情况下,可考虑家庭储水;⑤在解决现状饮水安全主要问题之外,在水源有保证的前提下,预留发展空间。

二、城乡一体化供水

城乡一体化供水是指实施城乡供水资源整合,对城市和农村供水实行统一规划、统一建设、统一管理、统一服务,形成以城市水厂为主的规模化供水格局,实现城乡供水同标准、同质量、同服务。城乡一体化供水是在统筹城乡发展和新型城镇化发展阶段提倡推广的村镇供水方式,是村镇供水的升级。城乡一体化供水由市政供水系统扩展制水能力、采用扩网等方式供水覆盖农村地区,根据需要,网中设存储、加压和消毒处理等设施。

三、一体化供水设施和特殊处理设施

一体化供水设施是集混合、絮凝、沉淀或澄清、过滤等净水单元为一体的净水装置。特殊处理设施是用于去除铁、锰、氟、砷、硝酸盐等区域性污染物或是消毒副产物等有机污染物的处理设施,包括除铁/锰的曝气-过滤、膜过滤、活性炭吸附等工艺类型,集成于一套处理装置。常规处理的一体化供水设施可以解决小型处理构筑物建筑施工困难、工期长、施工质量不可控等因素,采用预制件装配而成。一体化供水设施和特殊处理设施均可根据水源水质定制,能方便快速地运用到村镇供水中。但是必须按要求进行维护管理,否则使用年限缩短,水处理效果也达不到预期要求。

四、分质供水

分质供水根据水源条件及用户对水质的不同需求,将饮用水与其他杂用水采用不同的处理方式,分开供水的方式。分质供水在村镇供水中的最初是为了解决区域性水质问题,如氟、砷超标水源的处理。由于全部处理的成本较高,因此采用将饮用水经除氟除砷处理,而其他用水不经此处理。分质供水是在水源条件和运行经费限制下采用的一种折中方式,分质供水还必须要考虑方便程度的问题。经特殊处理的饮用水不采用供水入户的方式而是集中取用,如取水时间过长,则不能持续保证饮水安全。

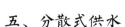

五、分散式供水

农村地区分散居住户使用或采用简易设施或工具直接从水源取水的供水方式。早期的分散式供水采用引泉、打井、集雨水窖等工程形式,特征是非管道供水。新型分散式供水可通过加压方式实现管道供水,如水源—集水池—水泵—屋顶水箱—用户龙头。分散式供水应重点解决好水源保护和水质处理的问题。如水井周围的污染源清理和卫生防护、庭院集雨改为以屋顶集雨为主、增设水处理器等方式。在做好水源保护和水质处理的情况下,分散式供水也是一种安全饮用水方式。

第二章

依法依规保障生活饮用水卫生安全

在大多数地区,集中式供水作为准公共产品由政府提供。公共产品(public product)是西方经济产品的术语,指具有消费或使用上的非竞争性和受益上的非排他性的产品。集中式供水的供应边际成本低,在供水能力范围内,用户的增加不会影响原有用户的效用,具有非竞争性。此外,集中式供水还具有自然垄断的属性,其技术特征决定了在同一地区,一般不会竞争性出现两套供水管网。正因为集中式供水的这些特征,供水行业往往由政府直接或间接运营管理,其质量和定价也受到政府的严格监管。

集中式供水除了在性质上区别于普通产品以外,由于生活饮用水是生活必需品,与健康直接相关,水质卫生安全也得到了高度重视,各国均立法予以保障,明确饮水卫生安全保障目标及相关方责任和义务等。

第一节 我国饮水安全法律法规

一、涉及饮水安全的法律法规

(一) 法律

1.《中华人民共和国刑法》 于 1979 年 7 月 1 日第五届全国人民代表大会第二次会议通过。现行的《中华人民共和国刑法》(修订)1997 年 3 月 14 日第八届全国人民代表大会第五次会议修订,1997 年 3 月 14 日中华人民共和国主席令第八十三号公布,自 1997 年 10 月 1 日起施行。

《中华人民共和国刑法》"第六章妨害社会管理秩序罪"中"第五节 危害公共安全罪"中将危害饮用水卫生安全,造成传染病流行的行为定为危害公共安全罪,根据其造成的后果进行量刑,并与《中华人民共和国传染病防治法》相关规定衔接。

2.《中华人民共和国传染病防治法》 于 1989 年 2 月 21 日第七届全国人民代表大会常务委员会第六次会议通过,2004 年 8 月 28 日第十届全国人民代表大会常务委员会第十一次会议修订。现行的《中华人民共和国传染病防治法》根据 2013 年 6 月 29 日第十二届全国人民代表大会常务委员会第三次会议《关于修改〈中华人民共和国文物保护法〉等十二部法律的决定》修正。

《中华人民共和国传染病防治法》"第二章 传染病预防"规定了各级地方政府是改善饮用水卫生条件的责任方,及供水单位应保证安全供水的义务。"第六章 监督管理"规定了地方人民政府对饮用水供水单位的监督管理责任,及以控制传染病的饮用水紧急处置措施等。

3.《中华人民共和国环境保护法》 于 1989 年 12 月 26 日第七届全国人民代表大会常务委员会第十一次会议通过,1989 年 12 月 26 日中华人民共和国主席令第二十二号公布。现行的《中华人民共和国环境保护法》为 2014 年 4 月 24 日第十二届全国人民代表大会常务委员会第八次会议修订。

《中华人民共和国环境保护法》对保护的对象——环境,进行了范围的界定,水环境为其中之一,规定了各级政府对于防治污染、保护和改善环境的责任及企事业单位治理污染物排放的义务。

4.《中华人民共和国水法》 于 1988 年 1 月 21 日第六届全国人民代表大会常务委员会第二十四次会议通过,2002 年 8 月 29 日第九届全国人民代表大会常务委员会第二十九次会议修订,根据 2009 年 8 月 27 日第十一届全国人民代表大会常务委员会第十次会议《关于修改部分法律的决定》第一次修正。现行《中华人民共和国水法》根据 2016 年 7 月 2 日第十二届全国人民代表大会常务委员会第二十一次会议《关于修改〈中华人民共和国节约能源法〉等六部法律的决定》第二次修正后发布。

《中华人民共和国水法》主要规定了水资源的保护、规划和利用,包括作为饮用水水源功能使用的保护区范围划定和污染物排放的管理。

5.《中华人民共和国水污染防治法》 于 1984 年 5 月 11 日第六届全国人民代表大会常务委员会第五次会议首次通过。根据 1996 年 5 月 15 日第八届全国人民代表大会常务委员会第十九次会议《关于修改〈中华人民共和国水污染防治法〉的决定》进行了第一次修正,2008 年 2 月 28 日第十届全国人民代表大会常务委员会第三十二次会议修订。现行《中华人民共和国水污染防治法》根据 2017 年 6 月 27 日第十二届全国人民代表大会常务委员会第二十八次会议《关于修改〈中华人民共和国水污染防治法〉的决定》第二次修正后发布实施。

《中华人民共和国水污染防治法》规定了水体污染防治的监督管理由地方各级政府负责,生活污水、生产污水和农村污水等污染排放及管理。"第六章 饮用水水源及其他特殊水体保护"规定了饮用水水源保护区划分,各级保护区内的保护措施,各级地方人民政府保护饮用水水源安全的责任等。

6.《中华人民共和国基本医疗卫生与健康促进法》 于 2019 年 12 月 28 日第十三届全国人民代表大会常务委员会第十五次会议通过,于 2020 年 6 月 1 日起正式实施。

《中华人民共和国基本医疗卫生与健康促进法》的"第六章 健康促进"规定了国家建

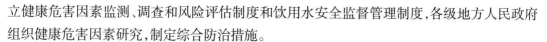

立健康危害因素监测、调查和风险评估制度和饮用水安全监督管理制度,各级地方人民政府组织健康危害因素研究,制定综合防治措施。

(二)行政法规

1.《传染病防治法实施办法》　现行的《传染病防治法实施办法》于 1991 年 10 月 4 日国务院批准,1991 年 12 月 6 日卫生部公布。2013 年《中华人民共和国传染病防治法》修订后,《传染病防治法实施办法》尚未发布修订版。《传染病防治法实施办法》规定了集中式供水水质要求和饮用水行业从业人员的卫生管理要求,并提出了各级卫生行政部门具有监督实施的职责等。供水设施卫生管理必须符合国家《生活饮用水卫生标准》。

2.《水污染防治法实施细则》　2000 年 3 月 20 日由中华人民共和国国务院令第 284 号公布。《水污染防治法实施细则》规定了生活饮用水水源水质适用标准及一级、二级保护区保护措施和保护区范围内污染物排放标准。

3.《突发公共卫生事件应急条例》　2003 年 5 月 9 日由中华人民共和国国务院令第 376 号公布。《突发公共卫生事件应急条例》未专门针对生活饮用水卫生安全突发事件进行表述,但对包括生活饮用水卫生安全突发事件在内的突发公共卫生事件的预防、应急准备、应急处理、监测、预警、报告和信息发布等重要环节的程序、分工和要求进行了规定。

(三)部门规范性文件

1.《生活饮用水卫生监督管理办法》　1996 年 7 月 9 日由建设部、卫生部令第 53 号发布。2016 年,中华人民共和国住房和城乡建设部、中华人民共和国国家卫生和计划生育委员会令第 31 号发布修订版,自 2016 年 6 月 1 日起施行。修订后的《生活饮用水卫生监督管理办法》明确了取得卫生许可证是集中式供水单位必须的合法供水条件,供水单位人员、设施、设备和运行管理等方面的卫生要求,以及卫生部门对集中式供水的监督、监测和评价的职责。

2.《生活饮用水集中式供水单位卫生规范》　2001 年由卫生部卫法监发〔2001〕161 号发布。第三条明确了城市集中式供水单位(含自建集中式供水单位)必须遵守该规范,农村集中式供水参照本规范执行。该规范对供水工程设计、供水单位水源、输配水、净水处理及运行管理的全过程提出了卫生要求,明确了供水单位开展水质自检的相关要求。

二、从源头到龙头的饮水安全卫生要求

上述法律法规从多个角度对饮用水卫生安全规范了卫生要求并提出了保障措施。为使法律使用者和相关从业人员更清晰地了解相关法律法规的内容和适用的环节,本书根据集中式供水的流程和特征,按照水源、输配水、净水处理、运行管理、供水水质和应急预警等六个部分逐一梳理论述饮用水卫生安全的规定和要求。

(一)饮用水水源

第二十一条　开发、利用水资源,应当首先满足城乡居民生活用水,并兼顾农业、工业、生态环境用水以及航运等需要。

第三十三条　国家建立饮用水水源保护区制度。省、自治区、直辖市人民政府应当划定

饮用水水源保护区,并采取措施,防止水源枯竭和水体污染,保证城乡居民饮用水安全。

第三十四条 禁止在饮用水水源保护区内设置排污口。

——《中华人民共和国水法》

第六十三条 国家建立饮用水水源保护区制度。饮用水水源保护区分为一级保护区和二级保护区;必要时,可以在饮用水水源保护区外围划定一定的区域作为准保护区。

第六十四条 在饮用水水源保护区内,禁止设置排污口。

第六十五条 禁止在饮用水水源一级保护区内新建、改建、扩建与供水设施和保护水源无关的建设项目;已建成的与供水设施和保护水源无关的建设项目,由县级以上人民政府责令拆除或者关闭。

禁止在饮用水水源一级保护区内从事网箱养殖、旅游、游泳、垂钓或者其他可能污染饮用水水体的活动。

第六十六条 禁止在饮用水水源二级保护区内新建、改建、扩建排放污染物的建设项目;已建成的排放污染物的建设项目,由县级以上人民政府责令拆除或者关闭。

在饮用水水源二级保护区内从事网箱养殖、旅游等活动的,应当按照规定采取措施,防止污染饮用水水体。

第六十七条 禁止在饮用水水源准保护区内新建、扩建对水体污染严重的建设项目;改建建设项目,不得增加排污量。

第七十条 单一水源供水城市的人民政府应当建设应急水源或者备用水源,有条件的地区可以开展区域联网供水。

县级以上地方人民政府应当合理安排、布局农村饮用水水源,有条件的地区可以采取城镇供水管网延伸或者建设跨村、跨乡镇联片集中供水工程等方式,发展规模集中供水。

第七十三条 国务院和省、自治区、直辖市人民政府根据水环境保护的需要,可以规定在饮用水水源保护区内,采取禁止或者限制使用含磷洗涤剂、化肥、农药以及限制种植养殖等措施。

——《中华人民共和国水污染防治法》

第十条 农村应当逐步改造厕所,对粪便进行无害化处理,加强对公共生活用水的卫生管理,建立必要的卫生管理制度。饮用水水源附近禁止有污水池、粪堆(坑)等污染源。禁止在饮用水水源附近洗刷便器和运输粪便的工具。

——《中华人民共和国传染病防治法实施办法》

第二十三条 禁止在生活饮用水地表水源二级保护区内新建、扩建向水体排放污染物的建设项目。在生活饮用水地表水源二级保护区内改建项目,必须削减污染物排放量。

禁止在生活饮用水地表水源二级保护区内超过国家规定的或者地方规定的污染物排放标准排放污染物。

禁止在生活饮用水地表水源二级保护区内设立装卸垃圾、油类及其他有毒有害物品的码头。

第三十三条 禁止在生活饮用水地下水源保护区内从事下列活动:

（一）利用污水灌溉；

（二）利用含有毒污染物的污泥作肥料；

（三）使用剧毒和高残留农药；

（四）利用储水层孔隙、裂隙、溶洞及废弃矿坑储存石油、放射性物质、有毒化学品、农药等。

——《中华人民共和国水污染防治法实施细则》

第十三条　饮用水水源地必须设置水源保护区。保护区内严禁修建任何可能危害水源水质卫生的设施及一切有碍水源水质卫生的行为。

第十七条　新建、改建、扩建集中式供水项目时，当地人民政府卫生计生主管部门应做好预防性卫生监督工作，并负责本行政区域内饮用水的水源水质监测和评价。

——《生活饮用水卫生监督管理办法》

第五条　集中式供水单位应选择水质良好、水量充沛、便于防护的水源。取水点应设在城市和工矿企业的上游。

第六条　新建、改建、扩建集中式供水工程的水源选择，应根据城市远期和近期规划、历年来的水质、水文、水文地质、环境影响评价资料、取水点及附近地区的卫生状况和地方病等因素，从卫生、环保、水资源、技术等多方面进行综合评价，并经当地卫生行政部门水源水质监测和卫生学评价合格后，方可作为供水水源。

第十条　地表水水源卫生防护必须遵守下列规定：

一、取水点周围半径100米的水域内，严禁捕捞、网箱养殖、停靠船只、游泳和从事其他可能污染水源的任何活动。

二、取水点上游1 000米至下游100米的水域不得排入工业废水和生活污水；其沿岸防护范围内不得堆放废渣，不得设立有毒、有害化学物品仓库、堆栈，不得设立装卸垃圾、粪便和有毒有害化学物品的码头，不得使用工业废水或生活污水灌溉及施用难降解或剧毒的农药，不得排放有毒气体、放射性物质，不得从事放牧等有可能污染该段水域水质的活动。

三、以河流为给水水源的集中式供水，由供水单位及其主管部门会同卫生、环保、水利等部门，根据实际需要，可把取水点上游1 000米以外的一定范围河段划为水源保护区，严格控制上游污染物排放量。

四、受潮汐影响的河流，其生活饮用水取水点上下游及其沿岸的水源保护区范围应相应扩大，其范围由供水单位及其主管部门会同卫生、环保、水利等部门研究确定。

五、作为生活饮用水水源的水库和湖泊，应根据不同情况，将取水点周围部分水域或整个水域及其沿岸划为水源保护区，并按第一、二项的规定执行。

六、对生活饮用水水源的输水明渠、暗渠，应重点保护，严防污染和水量流失。

第十一条　地下水水源卫生防护必须遵守下列规定：

一、生活饮用水地下水水源保护区、构筑物的防护范围及影响半径的范围，应根据生活饮用水水源地所处的地理位置、水文地质条件、供水的数量、开采方式和污染源的分布，由供水单位及其主管部门会同卫生、环保及规划设计、水文地质等部门研究确定。

二、在单并或井群的影响半径范围内，不得使用工业废水或生活污水灌溉和施用难降解或剧毒的农药，不得修建渗水厕所、渗水坑，不得堆放废渣或铺设污水渠道，并不得从事破坏深层土层的活动。

三、工业废水和生活污水严禁排入渗坑或渗井。

四、人工回灌的水质应符合生活饮用水水质要求。

——《生活饮用水集中式供水单位卫生规范》

(二) 蓄水和输配水

第十四条　二次供水设施选址、设计、施工及所用材料，应保证不使饮用水水质受到污染，并有利于清洗和消毒。各类蓄水设施要加强卫生防护，定期清洗和消毒。具体管理办法由省、自治区、直辖市根据本地区情况另行规定。

——《生活饮用水卫生监督管理办法》

第十七条　生活饮用水的输水、蓄水和配水等设施应密封，严禁与排水设施及非生活饮用水的管网相连接。

第二十二条　各类贮水设备要定期清洗和消毒；管网末梢应定期放水清洗，防止水质污染。

——《生活饮用水集中式供水单位卫生规范》

(三) 净水处理和消毒

第二十一条　被霍乱病原体、伤寒和副伤寒、细菌性痢疾、脊髓灰质炎、病毒性肝炎病原体污染的饮用水，必须进行严格消毒处理（节选）。

——《中华人民共和国传染病防治法实施办法》

第十五条　在新建、改建、扩建集中式供水工程时，集中式供水单位需向当地卫生行政部门申请进行预防性卫生监督。给水工程设计必须符合有关国家给水设计规范和标准。

第十六条　集中式供水单位配备的水净化处理设备、设施必须满足净水工艺要求，必须有消毒设施，并保证正常运转。

——《生活饮用水集中式供水单位卫生规范》

(四) 运行管理和监督监测

第十四条　传染病病人、病原携带者和疑似传染病病人，在治愈或者排除传染病嫌疑前，不得从事国务院卫生行政部门规定禁止从事的易使该传染病扩散的工作。

第五十三条　县级以上人民政府卫生行政部门对用于传染病防治的消毒产品及其生产单位进行监督检查，并对饮用水供水单位从事生产或者供应活动以及涉及饮用水卫生安全的产品进行监督检查。

——《中华人民共和国传染病防治法》

第七十一条　饮用水供水单位应当做好取水口和出水口的水质检测工作。发现取水口水质不符合饮用水水源水质标准或者出水口水质不符合饮用水卫生标准的，应当及时采取相应措施,并向所在地市、县级人民政府供水主管部门报告。供水主管部门接到报告后,应当通报环境保护、卫生、水行政等部门。

饮用水供水单位应当对供水水质负责,确保供水设施安全可靠运行,保证供水水质符合国家有关标准。

第七十二条 县级以上地方人民政府应当组织有关部门监测、评估本行政区域内饮用水水源、供水单位供水和用户水龙头出水的水质等饮用水安全状况。

县级以上地方人民政府有关部门应当至少每季度向社会公开一次饮用水安全状况信息。

——《中华人民共和国水污染防治法》

第七十一条 国家建立疾病和健康危险因素监测、调查和风险评估制度。县级以上人民政府及其有关部门针对影响健康的主要问题,组织开展健康危险因素研究,制定综合防治措施。

国家加强影响健康的环境问题预防和治理,组织开展环境质量对健康影响的研究,采取措施预防和控制与环境问题有关的疾病。

第七十三条 国家建立科学、严格的食品、饮用水安全监督管理制度,提高安全水平。

——《中华人民共和国基本医疗卫生与健康促进法》

第十九条 从事饮水、饮食、整容、保育等易使传染病扩散工作的从业人员,必须按照国家有关规定取得健康合格证后方可上岗。

——《中华人民共和国传染病防治法实施办法》

第九条 供水单位应建立饮用水卫生管理规章制度,配备专职或兼职人员,负责饮用水卫生管理工作。

第十条 集中式供水单位必须有水质净化消毒设施及必要的水质检验仪器、设备和人员,对水质进行日常性检验,并向当地人民政府卫生计生主管部门和建设行政主管部门报送检测资料。城市自来水供水企业和自建设施对外供水的企业,其生产管理制度的建立和执行、人员上岗的资格和水质日常检测工作由城市建设行政主管部门负责管理。

——《生活饮用水卫生监督管理办法》

第十三条 集中式供水单位应建立健全生活饮用水卫生管理规章制度。

第十四条 集中式供水单位应有分管领导和专职或兼职工作人员管理生活饮用水卫生工作。

第二十一条 集中式供水单位应对取水、输水、净水、蓄水和配水等设施加强质量管理,建立放水、清洗、消毒和检修制度及操作规程,保证供水水质。

第三十条 集中式供水单位必须建立水质检验室,配备与供水规模和水质检验要求相适应的检验人员和仪器设备。负责检验水源水、净化构筑物出水、出厂水和管网水的水质。

第三十四条 不具备水质检验条件的自建集中式供水单位,应委托经计量认证合格的检验机构按上述要求进行检验。

——《生活饮用水集中式供水单位卫生规范》

（五）供水资质和水质

第二十九条　用于传染病防治的消毒产品、饮用水供水单位供应的饮用水和涉及饮用水卫生安全的产品,应当符合国家卫生标准和卫生规范。

饮用水供水单位从事生产或者供应活动,应当依法取得卫生许可证。

——《中华人民共和国传染病防治法》

第九条　集中式供水必须符合国家《生活饮用水卫生标准》。

各单位自备水源,未经城市建设部门和卫生行政部门批准,不得与城镇集中式供水系统连接。

——《中华人民共和国传染病防治法实施办法》

第二十一条　生活饮用水地表水源一级保护区内的水质,适用国家《地面水环境质量标准》Ⅱ类标准;二级保护区内的水质,适用国家《地面水环境质量标准》Ⅲ类标准。

第三十二条　生活饮用水地下水源保护区的水质,适用国家《地下水质标准》Ⅱ类标准。

——《中华人民共和国水污染防治法实施细则》

第四条　国家对供水单位和涉及饮用水卫生安全的产品实行卫生许可制度。

第六条　供水单位供应的饮用水必须符合国家生活饮用水卫生标准。

第七条　集中式供水单位取得工商行政管理部门颁发的营业执照后,还应当取得县级以上地方人民政府卫生计生主管部门颁发的卫生许可证,方可供水。

——《生活饮用水卫生监督管理办法》

（六）应急和预警

第四十二条　传染病暴发、流行时,县级以上地方人民政府应当立即组织力量,按照预防、控制预案进行防治,切断传染病的传播途径,必要时,报经上一级人民政府决定,可以封闭或者封存被传染病病原体污染的公共饮用水源、食品以及相关物品。

——《中华人民共和国传染病防治法》

第四十七条　各级人民政府及其有关部门和企业事业单位,应当依照《中华人民共和国突发事件应对法》的规定,做好突发环境事件的风险控制、应急准备、应急处置和事后恢复等工作。

县级以上人民政府应当建立环境污染公共监测预警机制,组织制定预警方案;环境受到污染,可能影响公众健康和环境安全时,依法及时公布预警信息,启动应急措施。

——《中华人民共和国环境保护法》

第五十二条　在传染病暴发、流行区域,当地政府应当加强自来水和其他饮用水的管理,保护饮用水源。(节选)

——《中华人民共和国传染病防治法实施办法》

第十八条　医疗单位发现因饮用水污染出现的介水传染病或化学中毒病例时,应及时向当地人民政府卫生计生主管部门和卫生防疫机构报告。

——《生活饮用水卫生监督管理办法》

第二十九条 遇生活饮用水水质污染或不明原因水质突然恶化及水源性疾病暴发事件时,集中式供水单位须在发现上述情况后立即采取应急措施,以最快的方式报告当地卫生行政部门、建设行政部门。并及时进行水质检测,报送处理报告。

——《生活饮用水集中式供水单位卫生规范》

三、生活饮用水卫生标准

生活饮用水卫生安全保障涉及的环节繁多,从源头到龙头的全过程采取相应的保护、控制和监测等措施的最终目标是确保供水的卫生安全,向居民供给符合国家标准的生活饮用水。通过上述对供水水质相关法律法规的梳理发现,不同的法律法规都提出了"供水水质符合生活饮用水卫生标准"这一要求。现行的《生活饮用水卫生标准》是一部强制性国家标准,于 2006 年 12 月发布,2007 年 7 月实施,"非常规指标"限值要求于 2012 年 7 月起实施。

一项标准,特别是强制性标准的诞生要经历不断的可行性和科学性验证,并随着科技的发展和经济水平的提高而更新。表 2 简要展示了我国生活饮用水卫生标准的发展过程。

表 2 生活饮用水标准发展过程

时间	标准名	发布单位	指标项数
1954 年	自来水水质暂行标准	卫生部	16
1956 年	饮用水水质标准(草案)	卫生部和国家建设委员会	15
1959 年	生活饮用水卫生规程	卫生部和建筑工程部	17
1976 年	生活饮用水卫生标准(试行,TJ 20—76)	卫生部和国家建设委员会	23
1985 年	生活饮用水卫生标准(GB 5749—1985)	卫生部	35
2001 年	生活饮用水卫生规范	卫生部	96
2006 年	《生活饮用水卫生标准》(GB 5749—2006)	卫生部	106

除了作为国家强制性标准普遍应用的《生活饮用水卫生标准》以外,还有以行业标准和规范性文件等类型发布的标准,部分地区制定发布了地方标准。行业性水质标准与国家标准相比,在以下几个方面存在差异:

1. **效力不同** 《生活饮用水卫生标准》是强制性标准,所以在标准规定的适用范围内的约束对象均应符合标准要求。其他的行业标准一般是在符合国家标准基础上,对特定对象进行约束的推荐性标准,不具有强制性。国务院及其下属部门以行政决定、命令或公文等形式发布的具有普遍约束力的规范性文件。其效力虽然不能完全等同于行政法规的效力,但只要不与上位法的规定相抵触,其效力应当高于地方性法规和规章。

2. **适用范围不同** 国家标准适用于全国范围,行业标准是在符合国家标准基础上,对部分特定对象进行约束或约束对象的某个特定环节。地方标准是由地方标准化管理部门发布的、适用于发布地区的标准,在发布地区以外不具备效力。

以下以几个行业标准、规范性文件和地方标准为例进行说明:

(1)《农村实施"生活饮用水卫生标准"准则》:1991 年由全国爱卫会、卫生部发布的规范性文件。该标准发布的背景是服务当时农村改水工作水质评价,根据农村水质状况,将水质指标限值分为三级。已废止。

(2)《城市供水水质标准》:《城市供水水质标准》(CJ/T 206—2005)为建设部门行业性推荐标准,适用于城市公共集中式供水、自建供水设施和二次供水。该标准常规监测指标项数多于现行《生活饮用水卫生标准》,如:林丹和 DDT 列为常规监测指标。该标准为现行。

(3)《生活饮用水水质卫生规范》:2001 年由原卫生部以卫法监发〔2001〕161 号文发布。该标准为规范性文件性质,其特点是指标项数较《生活饮用水卫生标准》(GB 5749—1985)大幅增加,指标分类《生活饮用水卫生标准》(GB 5749—2006)相近,但部分指标的分类与限值不同。如:亚氯酸盐列为非常规指标,限值为 0.2mg/L。该标准的发布背景为当时实行《生活饮用水卫生标准》(GB 5749—1985)已不适应社会经济发展要求,而实施新的国标尚需进行可行性和科学性的验证,因此该标准在过渡时期被广泛应用。《生活饮用水卫生标准》(GB 5749—2006)发布后,该标准已于 2007 年废止。

(4)《农村饮用水安全卫生评价指标体系》:2004 年,水利部和卫生部联合印发《农村饮用水安全卫生评价指标体系》(水农〔2004〕547 号)。其中,水质评价标准为符合国家《生活饮用水卫生标准》要求的为安全,符合《农村实施〈生活饮用水卫生标准〉准则》要求的为基本安全。该评价指标体系适用于农村饮水安全工程的规划和评估。

(5)《海水淡化生活饮用水集中式供水单位卫生管理规范》:《海水淡化生活饮用水集中式供水单位卫生管理规范》(DB3 702/FWWJW 02—2017)为青岛市地方标准,该标准针对海水淡化水制水和供水单位的工艺特征和水质特征性指标在符合《生活饮用水卫生标准》(GB 5749—2006)要求的前提下,增加了 TSS、TDS、浊度、TOC、可溶性二氧化硅等指标,提高了 pH 等指标限值要求。

第二节　国外饮水安全相关法律法规

由于人们对饮水与健康关系重要性的认识越来越深入,如今饮水安全在各国都得到了极大的重视。一些发达国家饮用水安全的立法启动比较早,在实施中经过多次修正,发展较为成熟。从上节对我国饮水安全相关法律法规进行梳理的情况看,与饮水安全相关的内容在多部法律法规和规范性文件中均有涉及。

本节介绍美国、日本和英国的饮用水安全相关法律,几个国家的饮水安全立法各有特点。美国和日本针对饮水安全订立了专门法,包含从水环境、供水水质、供水工艺、监测评价和行政管理等内容,在与饮水相关事项的法律适用上明确清晰。英国涉及饮水安全的法律比较多,曾设立专门针对农村地区的供水法律,将水质标准与监测要求都以法律的形式予以确定,且提出了非常细致的水质监测管理程序和要求。了解国外的饮水安全法律法规状况,可作为完善我国饮水安全立法和更好地落实现有法律法规的有益借鉴。

一、美国《安全饮用水法案》

《安全饮用水法案》(Safe Drinking Water Act,SDWA)是 1974 年由美国国会通过并发布,1986 年、1996 年和 2004 年分别发布了修正案。《安全饮用水法案》包括 1974 年发布版和其后所有发布的修正案。本书整理了 SDWA 中与水质卫生安全相关的条文内容。

(一)水质标准的制定、修订和实施

美国联邦环境保护署负责制定和发布饮用水污染物清单及污染值上限,每 5 年更新一次,适用于服务人口 25 人以上的公共供水系统。此外,美国联邦环境保护署还负责发布非限定性污染物清单,这类指标包括但不限于环境响应、补偿和责任法案(1980 年)和联邦杀虫剂、杀菌剂和灭鼠剂法案中所规定的污染物。非限定性指标提升为限定性指标,由联邦环境保护署提出,由最高法院裁决。

关于水质指标的决定应基于最优的公共卫生信息和证据、同行专业认定和完善、客观的科学证据。水质指标的增加并考虑该污染指标对特定人群的健康效应,如婴儿、老年人等。这些亚人群暴露于饮水污染物可能面对更大的健康风险。在特殊情况下,联邦环境保护署可以发布临时的水质限定性指标。

联邦环境保护署应向公众发布文件,确保公众能够理解水质指标的公共健康影响,包括对不同人群的健康影响,风险的上限、下限和中间值,以及风险的不确定性,并可以向公众发布健康建议。

发布的限定性水质指标限值应配套发布水处理工艺要求,以确保水质指标限值标准的可行性。环保局、各州政府和供水单位共同合作确保标准的实施。各州可制定本州的水质标准,但不能低于联邦环境保护署发布的水质标准。

对于小型公共供水系统,在特殊情况下可以放宽标准限值(原文用"exemption")分类:3 300~10 000 人、500~3 300 人、25~500 人,不能要求在用户终端进行处理,以满足微生物指标要求。也就是在评价公共供水系统的水质时,即使用户在终端使用了某种净水设备,仍然评价终端处理前的水。

(二)水处理工艺

美国联邦环境保护署发布的水处理工艺的规范,应综合考虑水源水质、可负担的流域保护措施、水处理工艺的操作和实践(如消毒和储存的时间),以及其他与保护健康有关的因素。地表水为水源的公共供水系统应该包括混凝、沉淀和过滤的工艺流程。所有的地表水和地下水水源的公共供水系统必须进行消毒处理。如果在水源水质限值以及上述处理工艺

无法在现有供水规模下使用时,联邦环境保护署在评估供水系统服务人数、兼顾可负担性和可操作性的前提下,可以对供水人口在 3 300~10 000 人、500~3 300 人和 25~500 人的小型公共供水系统提出差异化的处理工艺规定。采用差异化的处理工艺规定可能会达不到水质标准限值的要求,但是应满足在该条件下污染物最大去除率或失活率的要求。

联邦环境保护署或其在各州的派出机构应特别安排向小型公共供水系统提供技术支持,以保证满足标准的要求。小型公共供水系统包括供水人口在 3 300~10 000 人、500~3 300 人和 25~500 人三种类型。水处理工艺相关规定每 6 年可进行一次评价和修订,以确保提供更好的人群健康保护。

（三）健康风险评估

对于特别关注的饮用水污染物,如:砷、硫酸盐和氡等,联邦环境保护署和疾控中心、国家科学院应联合开展剂量-反应关系研究和针对不同人群的健康风险评估。联邦政府为开展相关研究每年安排固定财政预算支出。联邦环境保护署根据结果提交增加指标或修订指标限值的议案,议案中同时还应包括替代供水方案、面对公众的健康风险建议以及降低健康风险建议措施的成本分析等。

（四）监测、监督和信息公开

各州负责根据联邦环境保护署的要求对公共供水系统进行监测和监督,保存相关记录并向联邦环境保护署报告。

水厂所有方（运营方）应向用户公开供水系统的相关信息:①不符合水质标准、处理工艺不符合标准或未按照联邦环保署要求开展水质监测的信息;②如果供水系统符合采取差异化标准或不具备达到水质要求的能力及符合免除标准限值的特定条件,应公开相关信息;③联邦环保署未列入限定性指标,但需要引起公众关注的污染物浓度水平;④根据相关条款,供水系统铅超标的情况。信息公开的形式和频率由联邦环保署根据供水系统水质超标是间歇性还是持续性,以及潜在健康风险的严重程度确定。各州可以在符合上述前提条件下,制定本州的信息公开形式和频率要求。当超标事件有严重健康风险时,必须在 24 小时内发布信息,并向公众明确解释超标物及超标浓度、健康风险、处置措施及是否有必要使用替代供水等信息。

各州每年应向联邦环保署报告公共供水发生污染物超标事件的情况,包括超标污染物浓度极值、处理要求和监测要求等,该报告为公开发布。联邦环保局还应发布针对原住民和受水源水质限制区域地区水质符合标准的情况,以及对这些地区改善供水给予的财政支持。

公共供水单位应每年向消费者发布"消费者信息报告",报告应包括水源信息、联邦环保署发布的水质标准、限定性污染物的浓度水平,如果有任何限定性污染物超过水质标准的情况应载明健康影响。"消费者信息报告"一般采用信件或邮件的方式,确保每个消费者都能收悉,并且使用易于公众理解的语言撰写。根据供水单位的规模,供水人口小于 10 000 人的可在当地报纸上登载。

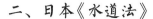

二、日本《水道法》

（一）概况

日本《水道法》最早于1957年颁布和实施。《水道法》的目的是保证供应清洁、足量和便宜的水,并以此提升公共健康和居住环境。《水道法》的实施规范了供水设施的建设和管理,保护和促进了早期供水企业的发展。1977年《水道法》进行了第一次修订,增加了"供水改善计划"和私营供水设施的规定等内容。2001年,《水道法》再次修订,将引入第三方对公共设施进行更高效和高质量的管理合法化。此前,公共设施大多由中小市政机构自行管理,水质管理相对薄弱。2001年的修订案还包括了私营供水的要求,如学校、公园等的水质管理要求。与水质卫生安全相关的主要内容包括:①供水单位设计和建设的标准及审查要求;②各类供水设施和供水单位供水许可证申报和批准的要求和技术标准;③监督管理和应急状态下对供水单位的支持措施等。

（二）相关方责任和义务

1. 根据《水道法》,厚生劳动省负责下列公共供水的行政管理和技术指导事项:

(1)审批发放供水许可证;

(2)制定供水相关的设施、材料和结构标准;

(3)制定水质标准;

(4)对水质检测实验室进行监督;

(5)制定监督指南并开展现场监督;

(6)提供经费支持;

(7)促进相关研究和发展等。

2. 供水单位的责任如下:

(1)保证24小时供水;

(2)确保水质符合饮用水水质标准;

(3)采取必要的措施清洗水处理设施和储水设施,确保供水设施的卫生;

(4)每6个月为员工提供一次检查,防止罹患介水传播疾病;

(5)向用户公开相关信息,包括:水质监测的计划和结果;供水设施的实施系统;供水单位运行成本和水费标准;储水设施的卫生管理措施;特殊的水质监测计划和结果;危机管理方案。

（三）供水设施分类及管理

日本的公共供水由国家、都/道/府/县、市/町/村三级管理体系构成。根据供水范围或供水人数,分为四类:①公共供水单位:供水人口101人以上,主要由市级管理,供水许可证由厚生劳动省或县级政府发放;②大型公共供水单位:由县级管理,供水许可证由厚生劳动省或县级政府发放;③私营供水单位:供水人口101人以上或日供水量20m³以上的、向工厂、宿舍或疗养院等区域供水的单位。此类供水单位需要进行建设前审查;④私有供水设施:配有10m³以上的储水容器,仅转供其他供水单位的水。无强制性卫生管理要求。

(四)《水道法实施规则》

日本《水道法实施规则》对水质供水单位的开展水质监测提出了详细要求。自来水经营者、供应者应在每年制定水质监测计划。水质检查计划中应根据水源特点和水源周边可能的污染状况,明确采样点位置、监测的频率和监测指标。水质检查计划除了对水质进行采样和检测外,还要对从水源到供水点全程的污染源进行调查和管理。根据监测指标意义,确定指标监测频率。某些指标连续监测结果稳定在标准限值半值以下的指标,可以从水质检查计划中去掉,但应至少3年检测1次,以确认水源水质或其他因素未发生显著变化。根据需要,厚生劳动省可以要求供水单位增加监测指标。自来水经营者、供应者应每年向消费者公布1次水质监测的信息,并定期评估水质检查计划的有效性、可靠性和实施的质量等。

三、英国《水法》

(一) 水相关法律概况

英国关于水相关的立法较早,最早的《城市水法》(*Metropolis Water Act*)于1871年发布实施。《农村供水和污水法案》(*Rural Water Supply and Sewage Act*)于1944年发布,经1955年、1970年和1971年三次修订后,于1996年废止。现行的法律法规包括:《水法》(*Water Act*,2014,2003,1989,1983,1981,1973,1948,1945)、《饮水(加氟)法案》[*Water (Fluoridation) Act*,1985]、《公共卫生(水)法案》[*Public Health(Water)Act*,1878]、《供水(水质)规范》[*The Water Supply(Water Quality)Regulations*,2018,2016]等。各地区还发布了《公共供水规范(苏格兰)》[*The Public Water Supplies(Scotland)Regulations*,2014]、《私营供水规范(北爱尔兰)》[*The Private Water Supplies Regulations(Northern Ireland)*2017]、《私营供水规范(威尔士)》[*The Private Water Supplies(Wales)Regulations*,2017]等。

英国的《水法》于1945年首次颁布,《水法》是在1991年的《水资源法》和《供水行业法》的基础上修订发布。根据《水法》,英国设立了水务事务监管局和水消费者委员会。《水法》在内容上注重与排水、防洪、水污染防治和环境保护等相关法律的衔接和一致,在颁布的同时废止了1871年颁布的《城市水法》的相关条款。英国的《水法》规定了取水许可和供水许可申请、批准、变更和废止,水务事务监管局和水消费者委员会的职责、义务和履职程序,在中央政府设饮用水检察长一职。

(二)《供水(水质)规范》

《供水(水质)规范》除了规定各项水质指标的标准外,还详细说明了供水的健康安全性要求及评价标准、监测规范。主要内容包括:

1. 水质健康安全性要求和评价

(1)供水水质应满足食物烹饪和清洗、饮用水、洗涤等用途的要求;

(2)不含有除规范允许之外的微生物、寄生虫及其他浓度超过限值、可能对人体健康有潜在风险的物质或可能与其他物质联合作用造成潜在健康风险的物质;

(3)硝酸盐和亚硝酸盐浓度符合 $NO_3^-(mg/L)/50 + NO_2^-(mg/L)/3 \leqslant 1$ 的标准;

(4)判定水质是否符合标准的采样点：储水池出口、包装水、食品生产者的取水处或用户的水龙头；

(5)细菌总数和大肠埃希氏菌超标、亚硝酸盐超过 0.1mg/L 的水均为不合格；

(6)二次供水设施在 1 年中监测中有超过 5% 以上的水样大肠菌群指标超标为不合格。

2. 监测规范

(1)关于监测方案：监测方案是指为了判定水质是否符合本规范规定的浓度而进行的采集、检测水中化学物质或微生物的方案。监测方案包括以下内容：①采集和分析非连续的水样；②对连续监测的记录进行评价，对设备的功能、维护状态进行检查和记录；③对集水区、取水、水处理、储水和配水设施进行检查和记录。

(2)关于监测指标：包括 A 类指标和 B 类指标。A 类指标是必须监测的指标，包括感官指标、微生物指标、水处理有效性指标，特别是消毒指标及其他指示性指标，共 16 项。B 类指标的监测是为了获得更多的水质信息以进行水质健康安全性的评价，包括 59 项指标。在特殊情况下，由国务大臣签署书面公告，可以增减监测指标，但是在任何情况下，大肠埃希氏菌指标都为必测。关于增减监测指标的通知，应说明增减的指标、指标超标的浓度范围及其超标水样数，并可要求进行风险评估。在以下情况下，可以取消上述临时监测通知：①风险评估表明无预期可导致水质恶化的因素；②取消监测指标：至少连续 3 年监测发现该指标低于标准限值的 30%；③降低监测频率：至少连续 3 年的监测水样中该指标检出值全部低于标准限值 60%。

(3)关于监测频率：根据供水设施的供水人口和指标类型规定不同的监测频率。分为受水区监测(与末梢水检测类似)和供水单位监测。

1)受水区监测

A1 类指标：总大肠菌群、大肠埃希氏菌和余氯。小于 100 人的供水系统每年监测 4 次；大于 100 人的供水系统按每年每 5 000 人监测 12 次计算。

A4 类指标：铝、铵、细菌总数、色度、电导率、氢离子、铁、锰、硝酸盐、亚硝酸盐、嗅、味和浊度，共 13 项指标。监测频率规定如表 3。

表 3　A4 类供水的监测频率

供水人口 / 人	每年监测频率 / 次
<100	2
100~4 999	4
5 000~9 999	12
10 000~29 999	24
30 000~49 999	36
50 000~79 999	52
80 000~100 000	76

B1 类指标:铝、砷、氟、铜、铬、多环芳烃、溴酸盐、农药等 36 项指标,包括一般性化学指标、毒理指标和放射指标。监测频率规定如表 4。

表 4　B1 类供水的监测频率

供水人口 / 人	每年监测频率 / 次
<100	1
100~4 999	4
5 000~100 000	8

2)供水单位监测

A2 类指标:包括总大肠菌群、菌落总数、大肠埃希氏菌、余氯、浊度和亚硝酸盐。监测频率规定如表 5。

表 5　A2 类供水的监测频率

供水量 /(m³·d⁻¹)	每年监测频率 / 次
<20	4
20~1 999	12
2 000~5 999	104
6 000~11 999	208
≥ 12 000	365

A3 类指标:电导率。监测频率规定如表 6。

表 6　A3 类供水的监测频率

供水量 /(m³·d⁻¹)	每年监测频率 / 次
<20	2
20~999	4
1 000~1 999	12
2 000~5 999	24
6 000~9 999	36
10 000~15 999	52
16 000~32 999	104
33 000~49 999	156
50 000~67 999	208
68 000~84 999	260
85 000~101 999	312
102 000~119 999	365
120 000~241 999	730
242 000~484 999	1 460
485 000~728 999	2 190

B2 类指标：苯、硼、溴酸盐、氯化物、产气荚膜梭菌、氰化物、二氯乙烷、总 α 放射性、总 β 放射性、指示性剂量、汞、亚硝酸盐、农药及相关产品、氡、硫酸盐、四氯化碳、四氯乙烯、三氯乙烷、总有机碳、氚，共 21 项指标。监测频率规定如表 7。

表 7　B2 类供水的监测频率

供水量 / (m^3·d^{-1})	每年监测频率 / 次
<20	1
20~999	4
1 000~49 999	8
50 000~89 999	12
90 000~299 999	24
300 000~649 999	36
≥ 650 000	48

第三章

饮用水水质与健康

我国《生活饮用水卫生标准》(GB 5749—2006)中对生活饮用水的定义为"供人生活的饮水和生活用水"。生活饮用水除了供饮用之外,还用于食物清洗、烹饪、个人卫生。为了保证生活饮用水水质安全,世界卫生组织对安全饮用水的定义为"终身饮用不会产生显著的健康风险"。婴幼儿、老年人和免疫力低下的人群罹患介水疾病的风险更高,对饮水水质安全更加敏感。

水是构成人体的重要成分,在成人体内约占70%,新生儿体内可达80%。水参与体内体温调节、物质的消化与吸收、血液循环等生命活动。人体须从水中摄取必需营养物质,如多种无机盐和微量元素等。此外,水具有润滑关节和减少器官间摩擦力的作用。正常情况下,成人每日生理需水量约2~3L。摄水量不足将导致机体内新陈代谢的紊乱,严重者甚至危及生命。

生活饮用水在保持个人卫生、改善环境卫生、防暑降温等方面发挥着重要的作用。因此,提供足量并符合饮用水标准的水具有重要的意义。

WHO《饮用水水质准则》(2011)指出,安全饮用水是指终身饮用不会对健康产生明显危害的饮用水,在生命不同阶段人体敏感程度发生变化时也是如此。安全的饮用水是一切日常家庭生活所必需的,包括饮用、制作食物和个人卫生等。同时指出,对安全性(或者在特定环境下可接受的风险水平)的判断,需从社会整体层面来考虑。采用准则或准则提供的准则值作为国家或地方标准所带来的效益与其成本相比是否适合,需由各个国家自行判定。

良好的水质是维持体内新陈代谢活动和生理生化效应正常进行的基本保障。反之,将危及人体健康。WHO调查显示:在发展中国家,80%的病例和1/3的死亡是与饮用不洁水有关。目前,自来水中已检出有机化学污染物多达785种,其中致癌物20种,可疑致癌物23种;致突变物568种。WHO制定解决全球水污染问题的"两步走"发展规划,即在2015年之前,使全世界饮用不卫生水的人口减少50%左右;在2025年之前,力争使全球绝大多数人口都能喝上卫生饮用水。2015年联合国2030可持续发展议程中又再次提出饮用水安全的目标(WHO/UNICEF,2015)。

相关研究表明,人们在沐浴、美容、洗脸和洗发等日常生活中,通过呼吸和扩张的毛孔易吸收饮用水中的杂质、有机化合物、三氯甲烷和重金属等。这些毒物可累积体内,可能会增加机体患癌的危险性。研究证据显示,与饮用水质不良有关的消化疾病、皮肤病、癌症以及心血管病等有 50 余种之多,饮用水安全问题已成为民众普遍关注的焦点问题之一。

饮水污染对人体健康造成直接或间接的危害大致经历了三个时期:第一时期主要以致病性微生物污染饮用水引起的霍乱、伤寒、脊髓灰质炎、甲肝等介水传染病的暴发流行为盛。第二时期始于 20 世纪中叶,以工业废水(尤其是含重金属的废水)、废渣造成的水污染对人体健康造成极大危害为特点。第三时期是自 20 世纪 70 年代以来,含有复杂有机物且未经适当处理工农业废水直接排入天然水体,对人体健康构成的潜在危害性。由此可见,我国饮用水卫生正面临前所未有的严峻形势。恶化的水源水质致使某些直接饮用地表水和浅层地下水的农村居民的饮水质量和卫生状况难以保障。在某些农村地区,高氟水、高砷水和苦咸水成为当前亟待解决的饮水问题。

第一节　饮用水水质指标及其健康效应

根据指标属性,世界卫生组织将饮用水水质指标分为感官指标、微生物指标、化学指标和放射性指标。

一、感官指标

感官指标反映消费者对水的直观感受,从而影响其接受度,包括水的气味和外观等。我国现行的生活饮用水卫生标准将色度、浑浊度、臭和味、肉眼可见物作为主要感官指标。感官指标本身没有直接的健康效应,但是对于供水管理方来说可以作为外来污染、处理工艺失效或管网失修的指示性指标。

色度:色度是一个指示性指标,通常与原水中腐殖酸或富里酸含量较高有关,溶解性物质、无机物也可能使水显色,如铁离子、铜离子、锰离子等。

浑浊度:浑浊度主要来源于水中的悬浮物。

臭和味:来源于溶解于水中的无机物和有机物,可能是天然的,也可能是处理过程中添加或反应产生的。氯消毒的水有氯气味。原水酚类物质与氯反应形成的具有氯酚臭的一类物质,主要是苯酚、甲苯酚、苯二酚等能被蒸馏和检出的酚类化合物,其中以苯酚为主,酚类化合物毒性低,WHO 未制定其健康准则值,但形成的臭味往往引起饮用者的反感。石油类污染的水有明显异臭或类似汽油的气味。苯系物污染的水可能有芳香味。藻类过度增殖的原水可使水中土臭素等化合物含量增加,导致异味。

肉眼可见物:包括在水处理阶段未能有效去除的悬浮物以及脱落的管道沉积物等。此外,无脊椎动物也是饮用水中较常见的肉眼可见物之一。如近年来多有报道的红线虫和水蚯蚓,多在滤池或二次供水水箱等流速缓慢的容器中孵化。

氨氮是水质的重要指标,指示细菌污染、污水污染和动物排泄物污染。哺乳动物的新陈代谢可合成氨(包括 NH_3 和 NH_4^+),体外暴露并不是主要来源。饮用水中氨氮指标对于人体的毒性很有限,仅在极高的暴露水平下可观察到毒性效应。但氨氮会消耗水中的游离氯,在管网中可能形成亚硝酸盐,或导致嗅味、色度等感官指标异常。因此,WHO 未规定基于健康效应的饮水浓度限值,我国的饮水卫生标准将其列入非常规指标,限值为 0.5mg/L。

二、化学指标

化学指标是饮用水水质评价中的重要指标类型,化学指标的数量也是各类指标中的数量之首。按照化学指标的性质和健康危害性,本书把化学指标分为无机物和有机物,分类进行论述。

1. 无机物

(1)有毒重金属类:铬在地壳中广泛分布,国际癌症研究机构将其六价铬列为Ⅰ类致癌物,即有明确的人体致癌证据;三价铬列为Ⅲ类致癌物,即尚无法对致癌性分类。

汞在铅锌冶炼、电池、PVC 和医疗器械制造工业中应用较多,饮水中汞主要来源于工业污染,无机汞被认为有肾毒性,甲基汞可致中枢神经系统损害。

镉和铅在钢铁工业和塑料制造业中应用,镉的化合物在电池中也被大量使用。环境镉污染主要来源于工业废水排放、化肥等,饮用水中镉还可能来自镀锌管材、配件及焊接物。镉具有肾毒性,被 IARC 划为ⅡA 类,很有可能是人体致癌物。饮用水铅污染主要来源于管材、配件及焊接物中铅的溶出。铅具有神经毒性,胎儿期铅暴露导致的高血铅与儿童行为和认知能力不足有关,被 IARC 划为ⅡB 类致癌物。

砷在地壳中广泛存在,饮用水中的砷主要是来自地壳中的矿物质溶解于地下水内,具有地方性特征,在合金、半导体的生产也要使用砷。砷被 IARC 划为Ⅰ类致癌物,高砷饮水与皮肤癌、膀胱癌和肺癌的发生密切相关。砷常与硫共生,过量摄入会损伤指甲和毛发,具有肝毒性。

硒存在于地壳中,是人体必需的微量元素,食物是其主要来源。缺硒会导致克山病和大骨节病,但是过度摄入硒可能导致硒中毒(如每日摄入量超过 900μg),硒中毒后可能导致胃肠道功能紊乱、皮肤脱色或脱发和指甲病变等。WHO 将水中硒的浓度限值暂定为 0.04mg/L。

铊是一种稀有元素,用于合金和光学工业。铊在地壳中分布不均,我国为富铊地区。铊对饮用水的污染途径一般为尾矿冲刷和采矿废水等。铊具有较强的毒性,具有可致肾、肝、肠道的损伤,低剂量暴露可产生脱发等症状。由于铊的分布范围不均,WHO 和欧盟等未制定饮水中铊的标准,《美国饮用水水质标准》(*National drinking water regulations*,*US EPA*)规定,铊的最高浓度目标(MCLG)限值为 0.5μg/L,铊污染物最高浓度的安全限量(MCL)为 2μg/L,我国的饮水铊标准限值为 0.1μg/L。对广西的岩溶水、贵州和北京的饮用水调查均检出了铊,而贵州由于是铊分布集中的区域,曾出现因饮水和食物铊摄入超标中毒的病例。

硼的化合物被用于玻璃、皂类和清洁剂的制造。人体硼暴露的主要途径为食物。地表水中常含有一定量的硼,多来源于地表水溶解土壤和岩石中的硼酸盐和硼硅酸盐,有时因为处理后的污水排放至收纳水体可致短期内硼含量升高。动物实验显示,短期或长期暴露于硼酸或硼砂可导致小鼠生殖损伤和睾丸病变,但是也有大量实验表明硼酸或硼砂不具有基因毒性,未见肿瘤发病率上升。WHO 给出的硼耐受量为 0.17mg/kg,并规定饮用水中硼的限值为 2.4mg/L,我国现行生活饮用水标准限值为 0.5mg/L,差异较大。我国青岛海水淡化水的调查显示,硼的浓度为 0.9~1.5mg/L,超过我国标准限值。鉴于饮用水不是硼的主要暴露途径,且尚未有明确的人群研究证据证实饮用含硼水会导致不良健康后果,硼的标准限值调整与否正在讨论中。

(2)其他金属:铜是人体所需的营养素,饮用水中的铜通常都来自含铜管道及其配件、镀锌钢管中腐蚀和溶出,或者水预处理中加入的硫酸铜。铜高于 1mg/L 可能导致衣服和洁具染色,铜高于 2.5mg/L 可导致水产生不可接受的苦味,更高的浓度可致水显色。WHO 规定饮用水中铜的限值为 2mg/L,敏感人群长期暴露于高铜的风险仍存在较大不确定性。我国《生活饮用水卫生标准》规定的铜限值为 1mg/L。

锌是人体所需的微量元素,食物和饮用水是其主要暴露途径。联合国粮农组织和世卫组织食品添加剂联合专家委员会(JECFA)建议成年人每日锌摄入量为 15~20mg/L。饮用水中的锌通常来自原水或镀锌钢管中腐蚀和溶出。尽管锌没有健康危害,但高浓度的锌会使水有一种令人不快的涩味,并且水呈现乳白色煮沸时形成油膜。WHO 建议饮用水中锌的限值为 3mg/L,我国《生活饮用水卫生标准》规定的锌限值为 1mg/L。

铝广泛存在于自然界中,饮用水中的铝主要来源于原水和作为混凝剂投加的铝盐。人体铝的暴露主要来源于食品添加剂。2007 年,JECFA 基于铝与阿尔茨海默症的一些动物实验结果,将每周铝的可接受摄入量暂时定为 1mg/L。WHO 基于 20% 的铝暴露来自饮用水和每日饮水量 2L 的条件,认为饮用水中的铝不超过 0.1mg/L,小型供水设施不超过 0.2mg/L。这一限值要求在常规水处理工艺的水厂均能达到。

铁是地壳中大量存在的金属元素,天然水中常含有一定量的铁。水处理中还常用铁盐作为絮凝剂,同时在输配水过程中钢铁管道也可能因腐蚀溶出铁离子。WHO 基于 10% 的铁摄入量来源于饮用水和每日饮水量 2L 的条件,认为饮水中铁浓度在 2mg/L 以下不会产生健康危害,因此 WHO 未制定铁的健康指导值。水中铁浓度较高时会对饮用水的感官性状造成影响,高浓度的铁会使水呈现红棕色。

锰是地壳含量最丰富的金属之一,常与铁伴生存在。锰在天然水体中存在,钢管中也含有一定量的锰,锰砂还被用于净水处理材料。锰是人体必需的元素,主要摄入途径为食品。WHO 基于 20% 的锰摄入量来源于饮用水和每日饮水量 2L 的条件,设定饮水中锰浓度限值为 0.4mg/L。水中锰浓度较高时会出现不好的气味,可使衣服和洁具染色,会在水管上形成附着物并脱落于水中。

(3)非金属无机化合物

1)有毒物质:氰化物偶尔会在饮用水中出现,但通常含量很低,工业废水排放以及氰化物泄漏突发情况会使得饮用水水源中氰化物含量飙升。氰化物有剧毒,作用于某些呼吸酶,引起组织内窒息,需要注意的是氰化物会使水呈现杏仁气味。

氟化物在自然界中广泛存在于许多矿物质中,地下水中浓度较高,低浓度的摄入被认为是对人体有益的,特别是在保护牙齿、防治龋齿方面;摄入量过多后会对牙齿和骨骼造成严重的影响,主要表现为氟斑牙和氟骨症。

硝酸盐在环境中天然存在,水源中的硝酸盐一般来源于农业活动(过量使用无机氮肥和粪肥)、污水排放、人类和动物排泄物中含氮废物的氧化,硝酸盐含量过高时可能引起食用配方奶粉的婴儿患高铁血红蛋白症。亚硝酸盐由于易被氧化,在天然水体和自来水中存在的可能性较小。但是,当管道中水流缓慢、缺氧状态下,水中的硝酸盐可能在亚硝化菌的作用下还原为亚硝酸盐。人体硝酸盐和亚硝酸盐的主要暴露途径为食物,经水暴露的途径只占很小的部分。但是,对于食用配方奶粉的婴儿,其暴露的主要途径为饮用水。WHO 规定饮用水中硝酸盐氮的限值为 11mg/L,我国现行饮用水卫生标准限值为 10mg/L。WHO 规定饮用水中亚硝酸盐氮的限值为 0.9mg/L,我国现行饮用水卫生标准暂未列入该指标。

氯酸盐和亚氯酸盐是二氧化氯作为消毒剂时应重点关注的消毒副产物,同时也是制备二氧化氯的原料,当反应不全或转化率不高时,氯酸盐和亚氯酸盐容易进入饮用水中,IARC 未将这两种物质列入人类致癌物,但它们均可能引起红细胞的氧化损失,也有报道表明孕早期氯酸盐暴露与出生缺陷有关。饮水是人体氯酸盐和亚氯酸盐的主要暴露途径,WHO 设定饮用水中氯酸盐和亚氯酸盐的限值均为 0.7mg/L。

溴酸盐一般为当原水中含有溴化物,在臭氧氧化过程中产生,也有可能存在于工业污染源中。IARC 将其列为对人类可能的致癌物ⅡB 类物质。

2) 其他无机物:氯化物的暴露更多地来自食物和食物中的盐,过高的浓度会使水产生咸味,还会增加输配水系统中的金属腐蚀速率,WHO 没有提出基于健康的饮用水中氯化物的准则值。

硫酸盐在自然环境下存在于多种矿物中,地下水中一般浓度偏高,WHO 没有指定饮用水中硫酸盐基于健康的准则值,然而,饮用水中高浓度的硫酸盐可能会产生明显的味道,并具有缓泻效应,同时还有可能腐蚀配水系统。

溶解性总固体(TDS)由无机盐(主要为钙、镁、钾、钠、碳酸氢盐、氯化物和硫酸盐)和少量溶解于水中的有机物组成,WHO 未提出基于健康的准则值。然而,饮用水中高水平的TDS,可能会引起用户的反感。

总硬度指的是钙离子和镁离子,硬度大的水可能造成水处理设备、配水系统、管网、储水容器等结垢,不同地区公众对水硬度的可接受度差异较大,WHO 未制定其健康指导值。

2. 有机物

(1)氯化消毒副产物:饮用水的氯化消毒已有百年历史,在有效控制人类的介水传染病方面功不可没。迄今,饮水氯化消毒仍是我国给水处理中普遍采用的消毒技术。1974 年美国学者发现,有机物污染的水源水加氯消毒后可生成消毒副产物(disinfection by-products,DBP),其中大部分对人体健康可能存在潜在危害性。水中有机物、腐植酸、藻类和一些具有活性炭原子的小分子有机物是产生消毒副产物的前体物,是消毒副产物的主要来源。由于氯化消毒剂对类似腐殖酸等天然存在的有机前体物的氯化作用,三卤甲烷(trihalomethanes,THM)、卤乙酸(haloacetic acids,HAA)、卤代酮类和卤乙腈类物质是加氯消毒主要产生的DBP。四氯化碳可致肝、肾损伤,被 IARC 定为ⅡB 类致癌物,有充分的动物致癌证据,但人体致癌证据不足。四氯化碳主要来源于工业排放,可在水体和空气间迁移,在厌氧环境的地下水中可稳定存在数月。三卤甲烷类(溴仿、一溴二氯甲烷、二溴一氯甲烷、氯仿)的生成主要是水源中天然有机物(腐殖质等)发生氯化作用的结果,大多数情况下氯仿为主要化合物,氯仿对人类的致癌性证据有限,被 IARC 列为ⅡB 类致癌物。人体接触氯仿的途径主要通过饮水喝入,也需要考虑淋浴时经呼吸吸入和皮肤接触吸收等情况。其余三种物质溴仿、一溴二氯甲烷被 IARC 定位为Ⅲ类致癌物,二溴一氯甲烷则为ⅡB 类致癌物。

与自由氯相比,氯胺消毒产生较少的 THM,但会形成其他消毒副产物,如氯化氰。臭氧和自由氯都可以氧化溴化物产生次卤酸,次卤酸进一步和前体物反应生成溴代三卤甲烷。同时包含醛类以及羧酸类在内的很多其他消毒副产物也可能由此过程生成。

挥发性 THM 和难挥发性 HAA 是两大类主要氯化消毒副产物。投氯量、水中有机物的浓度、反应时间、水的 pH 值、氨氮及溴化物浓度等影响消毒副产物的生成量。氯化消毒副产物可引起机体发育、生殖缺陷、心脑肾和肝的损害,甚至有潜在致癌作用。近年研究发现,溴代三卤甲烷对人体的潜在危害更大。水中溴离子(Br^-)被次氯酸($HOCl$)氧化成次溴酸($HOBr$)后更易与前体物质作用,生成溴代三卤甲烷和溴代卤乙酸。研究报道,降低以腐殖酸为代表的原水有机物浓度和减少投氯量是降低消毒副产物浓度的最有效、最可行的方法。氯胺(chloramine)和二氧化氯(chlorine dioxide)代替液氯也是降低消毒副产物产生的有效措施。加热煮沸的饮水也可驱除大部分的挥发性卤代烃类化合物。

卤代酚(halophenols)是一类难挥发性氯化消毒副产物,主要包括:2- 氯酚、3- 氯酚、2,4- 二氯酚、2,6- 二氯酚和 2,4,6- 三氯酚。氯酚是氯与酚类化合物的反应产物,以及某些农药的降解产物。当氯与酚的浓度比(Cl_2 酚,以 mg/mg 计)在 1~4 范围内,氯酚是主要的消毒副产物;当氯与酚的比值 >4 时,三卤甲烷生成量明显增加,水的感官性能差。Ames 试验证实:某些氯酚如 2,3,4- 三氯酚和 2,4,6- 三氯酚的致突活性较高;此外,氯化饮水中可检出其他多种氯化消毒副产物,如 MX〔3- 氯 -4-(二氯甲基)-5- 羟基 -2(5H)- 呋喃酮〕和其同分异构体 E-MX〔E-2- 氯 -3-(二氯甲基)-4- 氧 - 丁二烯酸〕及其甲酯形式 Me-MX(3- 氯 -4-(二氯甲基)-5- 甲氧基 -2(5H)- 呋喃酮),以及卤乙腈(如二氯乙腈、溴氯乙腈)、卤代酮(如 1,1,1- 三氯丙酮、四氯丙酮、五氯丙酮、六氯丙酮等)、卤乙醛(如所有氯乙醛)均有强致突变活性,有些甚至有致癌性,如二氯乙腈可引发皮肤癌;三氯乙腈和溴氯乙腈可引发肺癌。卤代硝基甲烷是一种间接的致突变物质。

N- 二甲基亚硝胺(N-nitrosodimethylamine,NDMA)可通过二甲肼(火箭燃料的一种组分)的降解以及其他一些工业生产过程而出现在饮用水中,它也是一些农药使用中产生的污染物。研究认为,水中存在含氮有机物时,氯化消毒会生成 NDMA,常用的水处理剂聚丙烯酰胺也可能成为 NDMA 的前体物。另外,NDMA 也可能为阴离子交换水处理工艺的副产物之一。目前,一些研究采用病例-对照的流行病学研究方法研究人体暴露 NDMA 的危害,研究结果显示 NDMA 与消化道癌症(胃癌、结肠癌、直肠癌)呈正相关,但目前尚未得出剂量-反应关系。NDMA 除了经饮用水暴露外,膳食和吸入以及化学品暴露也是重要途径。IARC 将 NDMA 定为ⅡA 类致癌物,即动物实验致癌证据充分,但人体致癌证据有限。

(2)臭氧消毒副产物:臭氧消毒可能导致饮用水中产生甲醛,使用某些含有聚甲醛的塑料管道,也可能导致甲醛的释放。WHO 认为人体甲醛暴露量 20% 来自饮用水,推荐限值为 0.9mg/L,我国目前的饮用水标准中尚未列入甲醛指标。

(3)农业污染物:农药包括农业活动使用的杀虫剂、除草剂、杀菌剂和植物生长调节剂等。有关调查显示,我国目前普遍使用的农药有敌敌畏、乙草胺、草甘膦、多菌灵、莠去津、毒死蜱、2,4-滴、乐果、林丹、滴滴涕等,不同物质对于人体的健康危害也不相同。农药对人体的健康危害包括急性中毒、慢性危害和"三致"风险,如有机氯农药可诱导肝脏的酶类,是肝硬化的风险因素。有机磷农药有神经毒性,会导致神经功能紊乱、语言功能失常等。某些农药在环境中难以降解,持久性强,可在生物体中蓄积。如有机氯杀虫剂,已被证实为内分泌干扰素,与出生缺陷、生殖障碍、发育异常、代谢紊乱以及乳腺癌等相关。某些农药,如 DDT,已被包括我国在内的多个国家禁止使用,但仍有一些国家用于环境消杀。由于农药的施用有较强的地域特征,调查显示我国不同地区的饮用水中检出的农药种类和浓度有较大差异。

我国《生活饮用水卫生标准》(GB 5749—2006)现有与农药相关的指标 19 项,WHO《饮用水水质准则》设立了 25 项农药或其降解物的准则值。对比两个标准,农药指标有较大差异。以 2,4-滴为例,WHO 认为经饮用水的暴露量为总暴露量的 10% 左右,设定的准则值为 0.03mg/L,与我国标准一致。而我国饮水标准中的六六六、敌敌畏和溴氰菊酯等,WHO 未列入水质准则,其原因为出现在水中的可能性很小。WHO 规定的莠去津浓度限值为我国的饮水标准限值的 50 倍。

一些研究对我国主要农业产区的饮用水进行调查后,发现有机氯农药(包括七氯、六六六、六氯苯等)、DDT、毒死蜱、敌敌畏、乙草胺、丁草胺、莠去津和多菌灵等农药有一定程度检出。

(4)工业污染物:工业生产中产生的废水、废气和废渣等,通过逸散、沉降、降雨冲刷和排放等途径对生活饮用水造成污染。其中,持久性有机污染物是最应引起关注的污染物之一。20 世纪 60 年代以后,随着化学工业的发展,人工合成的有机物大量进入生产和生活。其中一些能持久存在于环境中、通过生物食物链(网)累积、并对人类健康造成有害影响的化学物质被称为持久性有机污染物(persistent organic pollutants,POPs)。这些有机物在环境中不断迁移、扩散,在人体内富集,对人群健康造成了较大威胁。2001 年 5 月 23 日公约外交全权代表大会在斯德哥尔摩召开,127 个国家的代表通过了《关于持久性有机污染物的斯德哥尔摩公约》并开放供各国签署,旨在通过全球努力共同淘汰和消除 POPs 污染,保护人类健康和环境免受 POPs 的危害。农业生产中用到的滴滴涕、氯丹、七氯,多氯联苯和二噁英等都是首批被列入持久性有机污染物清单的污染物。截至目前,斯德哥尔摩公约组织已经将 35 种化合物列入清单。2017 年发布的增补清单中,四溴二苯醚和五溴二苯醚被列入严禁生产和使用的 A 类控制污染物。2017 年环境保护部、工业和信息化部、卫生计生委共同发布了《优先控制化学品名录(第一批)》。其中,十溴二苯醚等持久性有机污染物被列入首批 22 种优先控制化学品。一些研究表明,我国长江和珠江流域水源地水体和沉积物中已可检出多溴联苯醚类污染物。

饮用水中的被关注的持久性有机污染物目前包括邻苯二甲酸酯类(PAEs)和多氯联苯(PCBs)等,被普遍认为是内分泌干扰物,具有生殖毒性。PAEs 和 PCBs 被报道在我国多地的水环境和饮用水中有检出,目前经饮水暴露的健康风险仍处于较低水平,但还是应关注其多途径暴露和混合暴露的健康风险和生态风险。我国的生活饮用水标准中邻苯二甲酸二(2- 乙基己基)酯被列入非常规指标,限值为 0.008mg/L,多氯联苯、邻苯二甲酸二乙酯和邻苯二甲酸二丁酯被列为参考指标,限值分别为 0.000 5mg/L、0.3mg/L 和 0.003mg/L。

三、微生物指标

据 WHO 估算,全球每年仅因痢疾死亡人数就达 1 800 万。人体接触受人畜粪便、污水和垃圾中的病原体污染的水源或饮用水或食用被这种水污染的食物后可感染此类传染病。在我国 40 种法定传染病中,霍乱、病毒性肝炎、脊髓灰质炎、阿米巴痢疾、伤寒和副伤寒、钩端螺旋体病、血吸虫病、感染性腹泻病等 8 种传染病都可以通过水传播。因此,饮用水的微生物安全是饮水安全最重要的指标之一。

饮用水中病原微生物可能来源于生活污水、医院污水、人畜粪便等污染源,通过污染水源、输配管道二次污染,甚至是饮水容器或饮用者自身等原因导致污染。饮用水中的病原体包括细菌、病毒和寄生虫三类。其中,常见细菌包括志贺氏菌、沙门氏菌、霍乱弧菌、结核分枝杆菌、军团杆菌、伤寒、副伤寒、痢疾、钩端螺旋体等;常见的病毒包括脊髓灰质炎病毒、柯萨奇病毒、轮状病毒和甲型肝炎病毒等;常见的寄生虫包括阿米巴原虫、贾第鞭毛虫、纤毛虫、血吸虫、肺吸虫、肝吸虫、姜片虫、蛔虫、钩虫和隐孢子虫。脊髓灰质炎的流行与饮用水存在一定相关性,近年来,局部暴发的甲肝疫情流行病学调查显示仍为介水传播途径。饮用水中可能存在的微生物种类很多,在评价饮用水的微生物安全性时,常采用某种指示性指标进行综合评价,然后可根据实际情况进行微生物的分型、测定和溯源。

(一)菌落总数

细菌总数的测定结果包括对消毒剂敏感或在消毒剂完全消耗时能快速增殖的一些细菌、真菌和芽孢菌等。消毒后,细菌总数指标一般可快速下降,但是在滤池等流速较慢、存在生物膜的环节中,细菌总数也可能快速增加。细菌总数指标本身与病原微生物无直接的关系,在饮用水的生产和供应时作为水质清洁程度、评价消毒效果以及配水管网是否完好是较为敏感的指示指标。菌落总数是我国《生活饮用水卫生标准》中的常规指标之一,限值为 100CFU/100ml。由于细菌总数的测定方法并不统一,可能导致结果相差很大,因此 WHO 在《饮用水水质准则》中并未确定其标准值。

(二) 总大肠菌群

总大肠菌群包括多种好氧、兼性厌氧的革兰氏阴性的非芽孢杆菌。总大肠菌群在污水、天然水体、土壤、人和哺乳动物粪便中均大量存在。与细菌总数指标一样,总大肠菌群指标与病原微生物无直接的关系,但可用作评价输配水系统清洁度、完整性和生物膜存在与否。我国《生活饮用水卫生标准》和 WHO 的《饮用水水质准则》均规定,消毒后的饮用水中不得检出总大肠菌群。在配水管网中当消毒剂消耗完、管网中本身存在生物膜或有外来的污染物时,总大肠菌群指标可能大量增加。因此,总大肠菌群指标可作为二次污染的有效指标。

(三) 耐热大肠菌群和大肠埃希氏菌

在 44~45℃温度上发酵检出的总大肠菌群为耐热大肠菌群,其中常以大肠埃希氏菌为优势菌属。大肠埃希氏菌在人类和哺乳动物的粪便中大量存在,而除大肠埃希氏菌外的其他耐热大肠菌可能包括其他环境微生物。因此,大肠埃希氏菌被认为是最适合的粪便污染指示指标。如果饮用水中检测出了大肠埃希氏菌,则该样品肯定受到粪便污染;如果仅检测出耐热大肠菌群,则指示粪便污染的可靠度就相对较低了。耐热大肠菌群和大肠埃希氏菌除了作为饮用水微生物安全性的指标外,也可结合余氯指标作为判断消毒效果的依据之一。由于总大肠菌群的限值为每 100ml 水中不得检出,耐热大肠菌群和大肠埃希氏菌相应的也应为不得检出。

(四) 隐孢子虫

隐孢子虫多寄生于人类和牲畜体内,饮用水中的隐孢子虫一般是通过排泄物污染水源所致。有报道称,曾在 1 升污水和地表水中分别检出过高达 14 000 个和 5 800 个隐孢子虫卵囊。隐孢子虫感染主要为人际传播,其实也通过粪-口途径传播。除了饮用水外,接触被隐孢子虫污染的娱乐用水,也可能被感染。感染隐孢子虫一般会导致自限性的腹泻症状,偶有恶心、呕吐和发热症状,免疫力低下和体弱者症状较重。常规处理工艺和氯化消毒不能有效地处理和灭活隐孢子虫卵囊,一些研究显示,紫外线、臭氧和二氧化氯对隐孢子虫卵囊的消毒效果要优于氯制剂。此外,还可应用膜过滤工艺去除隐孢子虫。因此,在受到隐孢子虫污染的水中,就不能仅用大肠菌群等指标判定消毒效果了。

(五) 贾第鞭毛虫

贾第鞭毛虫是寄生在人体和某些动物肠道中的一种原生动物,在肠道中繁殖后,具有传染性的厚壁孢囊通过粪便排出到环境中。贾第鞭毛虫孢囊在环境中可生存几周至几个月,有报道称,曾在污水和自然水体中检出到分别高达每升 88 000 个和 240 个贾第鞭毛虫孢囊。感染贾第鞭毛虫可致腹泻和腹痛,部分重症也致吸收不良。与隐孢子虫感染一样,贾第鞭毛虫感染也是自限性疾病,但对本身有慢性基础性疾病的患者来说健康威胁较大。人际传播和娱乐用水的感染是贾第鞭毛虫感染的主要途径,但是也有因饮用水污染导致贾第鞭毛虫感染集中暴发的案例。因此,有必要控制饮用水中的贾第鞭毛虫。贾第鞭毛虫孢囊较其他肠道寄生虫对氯制剂的耐受性强,但是余氯在 1mg/L 时、持续消毒 25~30 分钟,可灭活 90% 左右的贾第鞭毛虫。

第二节　饮用水水量安全标准

生活饮用水指供人生活的饮水和生活用水。在大多数时候,水量安全是前提条件,水量安全应优先于水质安全考虑。即,没有量的安全的品质不是真正的安全。水量安全也是我国定义的农村饮水安全的重要指标。

一、生活饮用水水量标准

1989 年,由卫生部发布的《农村生活饮用水量卫生标准》(GB 11730—89)是关于农村生活饮用水量的第一部国家标准。该标准从卫生角度出发、考虑卫生设施条件,提出了在不同地区 20~180L/(人·d)的用水量标准范围。

1996 年发布的《农村给水设计规范》(CECS 82 : 96)也基本采用了 GB 11730 的标准值,但进一步区分镇区和乡村,适度提高了镇区的水量标准,便于工程规划设计时使用。

2004 年,水利部会同卫生部联合颁布了《农村饮用水安全卫生评价指标体系》,包括水质、水量、方便程度和保证率四个方面的指标。其中,水量标准为不低于 40~60L/(人·d)为安全,不低于 20~40L/(人·d)为基本安全。

2020 年,WHO 出版的《生活用水水量、服务、保证水平与健康(第 2 版)》(*Domestic Water Quantity, Service, Level and Health*, 2nd edition)提出了在家庭环境下,基于健康要求的不同用途的水量要求及安全水平。该标准的水量标准与 2003 年的第 1 版并无差别,标准将水量、取水距离和取水时间及其健康风险的水平分为四个等级,如表 8。

表 8　WHO 建议的生活用水水量与卫生风险

服务水平	可获得性度量	需求保证	健康风险
每人每天低于 5.3L	取水距离超过 1 000m 或取水时间超过 30min	饮用水—不能保证 个人卫生—不能保证	非常高
每人每天不超过 20L	取水距离 100~1 000m 或往返取水时间 5~30min	饮用水—可能保证 个人卫生—洗手或基本的烹饪用水可能保证,洗衣和洗澡难以保证	高
每人每天大约 50L	供水到户 / 入院,但仅有一个取水龙头,或取水距离小于 100m 或往返取水时间小于 5min	饮用水—可保证 个人卫生—基本个人卫生或食品卫生可保证,洗衣和洗澡可能保证	低
每人每天大于 100L	供水到户 / 入院,多个供水龙头连续供水	饮用水—可保证 个人卫生—可保证	非常低

2018 年,中国水利学会发布了团体标准《农村饮水安全评价准则》(T/CHES 18—2018)。该标准对农村居民生活用水水量的标准范围定为 20~60L/(人·d),同样分为基本安

全和安全两个档次。考虑到资源性缺水地区水量安全保障的难度,该标准以降雨量或人均水资源量为分区标准,与以往的标准多采用地理位置、按省(区、市)等行政区划进行划分的方法有所不同。

2019年,水利部发布的《村镇供水工程技术规范》(SL 310—2019)关于工程设计时采用的水量标准如表9。

表9 村镇供水设计生活用水定额 单位:L/(人·d)

气候和地域分区	公共取水点,或水龙头入户、定时供水	水龙头入户,基本全日供水	
		有洗涤设施,少量卫生设施	有洗涤设施,卫生设施较齐全
一区	20~40	40~60	60~100
二区	25~45	45~70	70~110
三区	30~50	50~80	80~120
四区	35~60	60~90	90~130
五区	40~70	70~100	100~140

注 1. 表中基本全日供水系指每天能连续供水 14 小时以上的供水方式;卫生设施系指洗衣机、水冲厕所和沐浴装置等。

2. 一区包括:新疆,西藏,青海,甘肃,宁夏,内蒙古西部,陕西和山西两省黄土高原丘陵沟壑区,四川西部。

二区包括:黑龙江,吉林,辽宁,内蒙古中、东部,河北北部。

三区包括:北京,天津,山东,河南,河北北部以外地区,陕西关中平原地区,山西黄土高原丘陵沟壑区以外地区,安徽和江苏两省北部。

四区包括:重庆,贵州,云南南部以外地区,四川西部以外地区,广西西北部,湖北和湖南两省西部山区,陕西南部。

五区包括:上海,浙江,福建,江西,广东,海南,安徽和江苏两省北部以外地区,广西西北部以外地区,湖北和湖南两省西部山区以外地区,云南南部。

不包括我国香港、澳门和台湾地区。

3. 本表所列用水量包括了居民散养畜禽用水量、散用汽车和拖拉机用水量等,不包括用水量大的家庭作坊生产用水量。

摘自:《村镇供水工程技术规范》(SL 310—2019)。

纵观我国农村居民的饮用水水量标准,1989 年迄今,水量标准的下限基本未进行调整,一直保持为 20L/(人·d)。以 WHO 水量安全标准衡量,供水量为 20L/(人·d)时,健康风险处于低水平,风险程度可接受。我国《城市居民生活用水量标准》(GB/T 50331—2002)规定,城市居民的日用水量在 75~220L/(人·d)的范围中选定,基本原则是北方少、南方多;西部少、东部多。从用水量设计定额来看,城乡之间的差距仍然较大。其原因是城乡供水、排水等基础设施、家庭用水设施和厕所卫生条件所导致供水量差异较大,且水量构成不同。如《建筑给排水设计规范》(GB 50015—2019)规定,普通住宅的平均日生活用水定额按 50~200L/(人·d),设有集中供热水系统的住宅,平均日生活用水定额按 60~230L/(人·d)。两者用水量差异的主要原因为热水系统为沐浴用水和洗涤用水。因此,不同地区的生活饮用水用水定额有不同标准,标准值要综合考虑需求、设施和成本等因素,设定在一个可接受、可持续的水平。

二、生活饮用水水量的构成

1972 年,White 等人提出家庭用水三分类的理念,即饮水(饮用和食物烹饪)、卫生用水(个人卫生和家庭卫生)和方便用水(洗手和庭院绿化)。2001 年,Thompson 等人提出了家庭用水四分类的概念,在 White 提出的三分类的基础上,针对中低收入地区居民,提出了第四类用水,即生产性用水,包括饲养牲畜、庭院种植和家庭作坊用水等。

随着社会经济的发展和生活方式的变化,人们对饮水水质和方便性的要求越来越高,即使在我国农村也发生了很大的变化。2013—2014 年的一个调查发现,我国北方某省农村居民饮用桶装饮用水的比例为 25%,南方某省为 34% 左右。同时,随着中水回用比例增加,使用中水作为冲厕、洗车和绿化用水也成为水资源重复利用的重要手段之一。根据水量和水质的要求不同,本书对居民家庭用水提出五分类的概念,如图 1 所示。

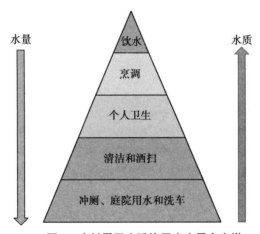

图 1　农村居民生活饮用水水量金字塔

其中,烹调用水指洗菜、煮饭、煮汤等用水,个人卫生用水包括洗澡、洗脸等用水,清洁用水包括洗衣、拖地等用水。部分农村居民还有庭院种植用水,也需要计入生活饮用水。塔基水量需求较大,水质要求不高;塔尖水量需求不多,但对水质要求较高。

水是人体所需的基本营养素,是构成细胞、组织液、血浆等的重要物质,水参与机体代谢,运输营养物质,维持正常的消化、吸收和新陈代谢。因此,大部分人每日所需的饮水量是相对固定的。Kleiner 认为,每日饮水量低于 1L 会增加尿道结石的风险,建议成年男性每日饮水量不低于 2.9L,成年女性不低于 2.2L。据 WHO 估算,成年人每天饮水量为 1.5~2.5L,儿童为 1.0~1.5L。在进行饮用水健康风险评估时,一般以成年人 2L/(人·d),10 岁以下儿童 1L/(人·d)计算暴露量。饮水量不同地区、人群有一定差异,但水量差异的绝对值占总用水量的比例较低。《城市居民生活用水量标准》(GB/T 50331—2002)将城市居民家庭用水分为饮用、厨用、冲厕、淋浴、洗衣、卫生、浇花等几类,日用水量调查统计结果见表 10。我国村镇居民用水量构成的相关调查成果缺乏。

表 10　居民家庭生活人均日用水量调查统计表　　　　单位：L/（人·d）

用途分类	拘谨型	占比 /%	节约型	占比 /%	一般型	占比 /%
饮用	1.8	2.1	2	1.8	3	2.2
厨用	21.38	24.8	25	23	29.6	21.5
冲厕	30	34.8	35	32.1	40	29.1
淋浴	21.8	25.3	32.4	29.7	39.6	28.8
洗衣	7.23	8.4	8.55	7.8	9.32	6.8
卫生	2	2.3	3	2.8	8	5.8
浇花	2	2.3	3	2.8	8	5.8
合计	86.21	100	108.95	100	137.52	100

三、其他用水

在供水工程设计时，除了生活饮用水水量之外，还可能计入工业用水、公共建筑用水、绿化用水、消防用水以及漏失和不可预见水量。这些水量的地区差异较大。其主要影响因素包括气候环境、用水需求现状、卫生设施状况、可获得水资源量、供水设施能力等。如有的农村地区要单独计算牲畜用水量，有的农村地区需单独计算工业用水量、学校和医院等公共建筑用水量。在用水保障要求不高的地区，消防用水可以不单独计算。随着城镇化进程和城乡一体化供水的发展，城乡用水量和用水构成的差异在不断缩小，公共建筑用水、消防用水和绿化用水等用水量将逐步包括在农村供水量标准之内。

四、应急水量标准

当自然灾害、事故等突发事件发生时，根据事态严重程度及影响范围，社会管理和运行会进入不同级别的应急响应状态。当突发事件涉及饮用水供给时，如发生水源污染、地震等突发事件，导致水源供给或供水能力短时间内大幅降低，或短时期内人群的转移或集中，造成供水系统负荷过大，无法满足水量需求。在这个时候，应根据需求和供给能力制定应急供水方案。应急状态下，按照可供给的水量和水质以及重要程度，优先解决饮水和食物烹调水。一定规模以上的供水工程规划设计时应有相应的供水保障技术措施。如大型供水工程设备用水源、双管输水和配置备用水泵等。

世界卫生组织 2007 年出版的《应急状态时的环境与健康——水和环境技术要点》提出了应急状态下供水量要求，见图 2。每人每天饮水供给量应不少于 2L，干旱炎热地区每人每天饮水供给量应不少于 6L。在应急阶段，生活用水总量不少于每人每天 6L。用水量标准还应根据气候情况、供给人群的特征、生活现状及卫生设施状况进行合理调整。有条件时应考虑个人卫生和清洗用水。

应急供水时的生活用水量，应根据城市应急供水居民人数、基本生活用水标准和应急供应天数合理确定。《城市给水工程规划规范》（GB 50282—2016）规定，在突发水污染事故的应急情况下居民的生活用水应保证饮用、厨用、冲厕、淋浴等用途,这部分用水量按照80L/(人·d)计;极端情况下,仅保证居民基本生命用水,包括饮用和厨用,则压缩后为20~25L/(人·d)。我国目前尚无适用于村镇供水的应急水量标准,标准的研制需要在全面调查掌握村镇居民用水量构成和特征的基础上开展。

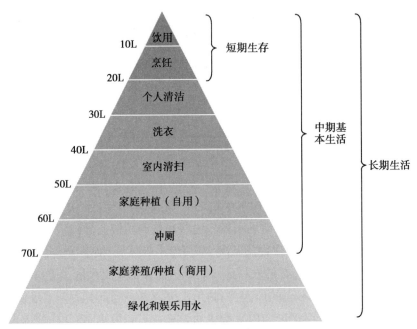

图2　用水量需求

第三节　饮用水水质健康风险评估

　　风险是指不确定性对目标的影响,包括三个方面的含义:一是不利性,即风险的发生对目标客体将产生不利影响;二是不确定性,即风险是否发生、发生的概率及其造成的影响不能完全准确的判断;三是永续性,即风险不可消除,但可控制。污染物在不同环境介质中的迁移和转化,人体暴露于这些环境介质,从而受到健康危害。这些污染物的摄入量在不同水平上将会对健康产生不同程度的危害,这种危害可视为风险。许多环境因素对人体健康的影响同时具有有利和有害两个方面。研究表明,在一定范围内的低剂量暴露于某些环境因素,可能不会对健康产生危害。但是,高于某个剂量,则会显著提高健康危害发生的概率。因此,需要对特定的污染物进行健康风险评估,并判定这种风险的水平以及可接受程度。在此基础上制定风险应对措施,如饮用水水质标准。

　　健康风险评估的目的是对污染物的健康危害进行评估,并考虑不同人群来设定其基准。饮用水水质中常见污染物指标一般已经有了较为充分的毒性或流行病学研究基础,并在毒性试验和流行病学调查基础上设置一定的安全系数（如，100倍），以此来制定相应指标的限值。饮用水中某种污染物浓度在限值以下，可被视为安全，见本书第二章。然而，一些新型污染物的毒性研究或流行病调查数据并不充分，或多个研究的普遍结论不一致，就需要开展针对特定人群的健康风险评估。

一、健康风险评估的概念和方法

风险评估是一个通用的概念，指对不确定性造成的危害及其严重程度和发生可能性进行分析和评价的过程。国际标准化组织（International Organization for Standardization，ISO）发布的 *Risk management-Principles and guidelines*（ISO/DIS 31000：2009，《风险管理——原则和指南》）被各成员国广泛使用。我国参考 ISO 标准编制了《风险管理原则与实施指南》（GB/T 24353—2009）。风险评估是风险管理框架的重要部分，包括"风险识别—风险分析—风险评价"三个步骤。基于风险评估的结果制定风险应对措施，并结合风险沟通和必要的监督和检查构成了风险管理的内容。

环境健康风险评估（environmental health risk assessment，EHRA）是基于环境识别和环境危害因素的表征，通过暴露量和暴露时间的评估，并依据毒理学研究和流行病学调查资料评估暴露于某种环境危害因素的健康风险度。20 世纪 80 年代，美国国家科学院颁布了《联邦政府的风险评估管理报告》，该报告提出了人群健康风险评估的经典模型，即"危害识别 - 剂量 - 反应关系 - 暴露评价 - 风险表征"四步法。中华人民共和国生态环境部 2020 年发布的《生态环境健康风险评估技术指南 总纲》（HJ 1111-2020）提出的环境健康风险评估包括四个步骤，即"危害识别 - 危害表征 - 暴露评价 - 风险表征"。

危害识别阶段可依据流行病学调查、毒理学试验、毒性数据库以及定量 - 构效关系等科学数据和其他公开的文献和官方报告，识别目标环境因素（污染物）的健康危害、目标人群和暴露途径。

危害表征定义为，对环境中化学性因素引起群体或个体发生有害效应的固有特性进行定性或定量描述的过程。剂量 - 反应关系指暴露剂量的变化与生物学效应的变化之间的关系。确定剂量 - 反应关系的过程为定量评价。两者在定量评估有统一的概念。

暴露评价阶段应对可能的目标人群经不同途径对环境因素（污染物）的暴露量进行评价，明确其暴露场景、暴露时间、暴露频度和暴露浓度等。暴露水平包括外暴露、内暴露和生物有效剂量，而生物有效剂量能最准确的用于剂量 - 反应关系曲线的推导。

风险表征则是在上述三个步骤的基础上描述风险的大小。风险表征也可采用定性描述和定量描述两种方法。定性描述可采用高、中、低三级对目标人群暴露于某种环境因素下的风险进行分级。定量描述则需要将致癌效应风险和非致癌效应风险分别进行估计。

二、水质健康风险评估

环境介质包括水、土、气等。饮用水是重要的环境介质之一，人体除了通过饮用暴露于水之外，还可通过皮肤接触、吸入水蒸气等多种方式暴露于饮用水中的污染物。水质健康风险评估在环境健康风险评估的框架下进行具体应用。

1. 危害识别 饮用水中含有对健康具有危害的物质来源于两个途径,一是自然环境中天然含有的各种化学元素溶解于水中且未得到有效去除,如氟、砷等;二是与人类工农业生产活动中产生的有害化合物,通过废水、废气和废渣的排放进入环境,从而污染水质。其中一类人工合成,难以在自然条件下降解的一类化合物称为持久性有机污染物(persistent organic pollutants,POPs),被认为具有遗传毒性和生殖毒性,应优先关注;三是人类和其他动物生理活动排放于环境的化合物和微生物,如 NH_3 和伤寒杆菌、痢疾杆菌、甲型肝炎病毒和寄生虫等,与疾病的暴发和流行直接相关。WHO 调查资料显示,90% 的腹泻病与不安全饮水相关。

饮用水中可能存在的化学物质种类很多,危害识别的任务就是从众多的潜在的危害因素中确定应优先关注一个或几个危害因素。根据不同的应用场景,危害识别的方法有三类。一是当突发事件造成水源或供水设施受到污染时,超量释放于环境的污染物应被识别为危害因素;二是在常规风险评估中,应通过水源及其流域、处理工艺、供水设施、水源和供水水质特征的综合分析,提出应优先关注化学物质,作为危害因素;三是类比法,在缺乏监测或调查资料的情况下,也可参考其他环境条件相似的评估对象以确定危害因素。

2. 危害表征 在识别出潜在危害因素的基础上,还应考虑危害因素的健康效应,即健康风险评估的第二步——危害表征。危害表征的主要内容为定性描述目标环境因素引起个体或群体发生有害效应的危害等级;或建立目标环境因素暴露与有害效应之间的剂量 - 反应(效应)关系,推导毒性参数。包括定性和定量两个路径。

一是对危害因素采用定性的方法进行危害等级的判定。有机污染物常参考国际癌症研究机构(International Cancer Research Center,IARC)致癌性分级进行定性判定,根据致癌性强弱,分为:

Ⅰ类——确定的人体致癌物;

ⅡA 类——很可能的人体致癌物;

ⅡB 类——可能的人体致癌物;

Ⅲ类——人体和动物致癌证据均不足。

早在 1987 年,N- 亚甲基二硝胺被 IARC 定为 ⅡA 类致癌物,即很可能的人体致癌物。2018 年,农药滴滴涕(DDT)被列为 ⅡA 类致癌物,该指标列入了我国生活饮用水卫生标准的非常规指标。IARC 会根据研究进展对分级清单进行更新,2020 年发布的《IARC 关于对人致癌危险性鉴定专题报告》中更新公布了 997 种致癌物。

二是确定污染物的剂量 - 反应(效应)关系以进行定量的危害表征。致癌证据的强弱可以作为是否将潜在危害因素纳入评价的参考,但如果需要得到一定量污染物的暴露会产生的不良反应的大小,则需要通过剂量 - 反应(效应)关系进行确定。根据污染物的危害特性设定效应终点,如某个生理指标、疾病或者死亡,观察在不同暴露剂量时,产生反应个体在群体中的比例或不同暴露剂量组反应强度比例的差异,以推定污染物可接受的暴露剂量。美国环保署(Environment Protection Agency,US,EPA)一般把污染物分为致癌物和非致癌物,致癌物属于无阈值化合物,即只有暴露即有产生不良反应的风险;非致癌物为有阈值化合物,即低于某个暴露量,将不会产生反应。非致癌物的剂量-反应关系可以支持推导出未观察到不良反应的最高剂量(no observed adverse effect level,NOAEL),实际应用中常用观察到不良反应的最低剂量(lowest observed adverse effect level,LOAEL)替代。致癌物的剂量-反应关系表现为线性,即暴露量与反应呈一条通过原点的直线,直线的斜率为该化合物的致癌斜率因子(slope factor,SF)。致癌斜率因子越大的化合物致癌性越强。

3. 暴露评估　就饮用水来说,在足够好的实验条件下,水中可检出不同浓度的污染物种类众多。但限于社会经济条件,不可能对所有已知的饮用水污染物都采取控制措施,还需要通过暴露评估确定其暴露途径、暴露量、暴露时间和暴露频率等,由此计算单一途径或多个途径暴露的污染物的外暴露量。大多数饮用水水质污染的风险评估仅考虑饮用的暴露途径,但当饮用水用于娱乐用水(游泳池、儿童场所)时,还应考虑经皮肤接触的暴露途径。此外,一些研究也提示,水蒸气中也可能存在一些挥发性的污染物,可通过呼吸道吸入途径暴露于人体。应当明确的是,外暴露量并不等于实际暴露,在科学研究中还需要通过内暴露量、生物有效剂量(也叫靶剂量)的测定,以确定暴露剂量与反应的关系。但是,在环境-健康风险评估中,外暴露量是基于风险评估后应予以控制的目标环境危害因素,因此用外暴露量作为暴露评估的主要内容。

与危害表征一样,暴露评估也有定性和定量两种评估方法。定性的暴露评估可根据暴露场景的相关特征,如某种污染物的使用量、释放量、周边人群分布等,将人群分为高、中、低等不同的暴露水平。

在未进行暴露评估的时候,并不能判定某种致癌强度高的化学物质一定具有高的健康风险。如 N-亚甲基二硝胺为 II A 致癌物,且有较多在饮用水中检出的报道,但在暴露评估基础上进行的健康风险评估显示其通过饮用水途径的暴露剂量总体不高,健康风险尚可接受。详见本节水质健康风险评估案例。

暴露参数:暴露途径、暴露频率、暴露时间、暴露量。

4. 风险表征　风险表征是环境健康风险评估的最后一步,即综合危害识别、危害表征和暴露评估的信息,描述目标人群暴露于某种环境危害因素发生不良反应的可能性、严重程度及其不确定性的过程。风险表征的阶段需要引入一个概念——风险准则,其定义为可接受的风险概率。正如本节开头所述,风险的特征之一就是不可消除,但可控。在现实世界,我们也限于各种社会、经济、技术条件,不可能完全消除所有识别到的危害因素。但是,对于超过我们设定的风险准则的危害因素,就应优先予以控制,使其风险度在风险准则设定的范围之内。风险表征同样可以采用定性和定量两种方法。定性的风险表征可以依据风险矩阵或综合指数等,对风险度进行高、中、低的分类描述。定量的风险表征一般指致癌物的健康风险评价,即通过暴露评估和剂量-反应关系计算的风险度是否在设定风险准则范围内。不同的国家、地区根据实际情况制定了不同的风险准则,即最大可接受风险水平。瑞典环保局、荷兰建设和环境保护部以及英国皇家协会推荐的年最大可接受风险水平均为 1×10^{-6},国际辐射防护委员会推荐为 5×10^{-5},荷兰建设和环境保护部以及英国皇家协会还提出了可忽略的风险水平,分别为 1×10^{-8} 和 1×10^{-7}。当前我国普遍采用 US EPA 推荐的可接受风险,即:如果某污染物的终身致癌风险小于 10^{-6},则认为其引起癌症的风险性较低;如果某污染物的终身致癌风险介于 $10^{-4} \sim 10^{-6}$,则认为有可能引起癌症;如果污染物的终身致癌风险度大于 10^{-4},则认为其引起癌症的风险性较高。在实际评估时,需要综合考虑经济技术的可行性采用不同的风险准则。

标准和基准

基准是以科学研究、科学实验和调查数据及其分析判断为依据,确定的相对安全的限值。

标准是在基准的基础上,综合考虑经济水平、技术条件和社会可接受程度等因素,对基准进行调整后确定的。相对于基准可能提高,也可能降低。标准通常作为行政管理目标。

三、水质健康风险评估案例

1. N-亚甲基二硝胺健康风险评估 N-亚甲基二硝胺(NDMA)是饮水消毒副产物,已在饮用水中被普遍检出,有较多证据显示其与消化道癌症相关。世界卫生组织在2006年提出了100ng/L的推荐值,加拿大、澳大利亚都有了国家标准,分别是40ng/L和100ng/L,加拿大安大略省、美国麻省和加州的标准更加严格,分别是9ng/L、10ng/L和10ng/L。我国饮用水中亚硝胺也有多地检出,但尚未制定其水质标准。饮水中NDMA的健康风险评估过程如下:

危害识别:N-亚甲基二硝胺(NDMA)

危害表征:IARC分为IIA类致癌物,以肝癌为效应终点

$$CR = CDI \times SF$$

CR——终身致癌风险,无量纲

CDI——终身暴露的平均日单位体重暴露量

SF——致癌斜率,来源于 IRIS,$51\,(\mathrm{kg \cdot d})/\mathrm{mg}$

暴露评估:饮用途径,暴露量的计算采用以下算法

$$CDI = \frac{C_W \times IR \times EF \times ED}{BW \times AT}$$

式中:

CDI——终身暴露的平均日单位体重暴露量,$\mathrm{ng/(kg \cdot d)}$

C_W——NDMA 浓度,ng/L

IR——饮水量,L/d,一般按成人每日 2L 计

EF——暴露频率,d/a

ED——暴露时长,a,终身暴露按 70 年计

BW——体重,kg

　　AT——平均暴露时间,d

　　风险表征:肝癌发病率中位数为 5.69×10^{-6},按照 USEPA 的最大可接受风险为 10^{-6} 评价,在部分地区有引起肝癌发病率增加的风险。

　　2. 饮用水二氧化氯消毒副产物健康风险评估　　由于对氯化消毒副产物健康风险的担忧,二氧化氯作为饮用水消毒剂在供水设施中有越来越多的应用,被认为具有不产生氯化消毒副产物的优点,且消毒效果好。亚氯酸盐(ClO_2^-)和氯酸盐(ClO_3^-)是二氧化氯消毒主要的副产物。亚氯酸钠可用作杀虫剂,但未被 IARC 列为人体致癌物,饮水是亚氯酸盐和氯酸盐的主要环境暴露途径。然而,也有研究针对二氧化氯的特征消毒副产物开展了健康风险评估,大量的研究主要以动物毒理实验为基础,结果报告如下。研究认为两者具有一定的生态毒性和不良健康效应,包括神经系统、血液系统和甲状腺的损害。氯酸盐被认为与高铁血红蛋白症有关。动物实验表明,亚氯酸盐对 Wistar 大鼠仔鼠并未表现出明显的毒理学效应和剂量效应关系,但部分 360mg/L 剂量组仔鼠小脑发生病变,对于 Wistar 大鼠仔鼠运动神经发育无明显不良反应的剂量值为 30mg/L。用含氯酸钠 0.001~6g/L 的水喂养小鼠,在 4~21天之后,全部剂量水平的小鼠均出现显著的甲状腺激素水平的变化,甲状腺滤泡细胞畸变的发生率和严重程度增加。动物实验发现,暴露于高浓度氯酸钠饮水的大鼠,白细胞、中性粒细胞、嗜酸性粒细胞减少,血红蛋白和血小板显著增加,并有碳水化合物代谢酶活性的改变和氧化应激反应,具有肾毒性。

　　在意大利开展的一项饮用水消毒副产物健康效应的回顾性队列研究回顾了 2002—2005 年 1 917 例出生缺陷病例,发现孕期妇女暴露于饮用水中 0.7mg/L 浓度以上的亚氯酸盐时,新生儿的肾脏缺陷发生的风险增加 3.3 倍,腹壁缺陷的风险增加 6.88 倍,唇腭裂的风险增加 4.1 倍;孕期妇女暴露于饮用水中 0.2mg/L 浓度以上的氯酸盐时,新生儿泌尿系统阻塞发生风险增加 2.88 倍,唇腭裂的风险增加 9.6 倍,脊柱裂的风险增加 4.94 倍。该研究采用了流行病学研究的方法,将暴露量分为高、中、低三个等级,对暴露于该危险因素的人群健康风险进行了测量,针对敏感人群,以新生儿出生缺陷发生的相对危险度(*OR*)为效应评估健康风险。

　　3. 饮水砷暴露与生殖健康　　长期暴露于饮用水砷除了引起皮肤癌的发病率显著增加之外,还导致肝癌、肾癌和膀胱癌的风险升高。近年来一些研究显示,孕期饮水砷暴露还与生殖健康和儿童智力发育相关。孟加拉是饮水高砷的典型地区,该研究以 15~49 岁的育龄女性为研究对象,采用了横断面研究的方法对饮水砷的生殖健康风险进行了评估。该研究将 192 个研究对象分为暴露组和非暴露组,暴露组 98% 的研究对象的饮水砷浓度 ≥0.1mg/L,43.8% 的研究对象暴露时间在 5~10 年。研究采用 1:1 配对,以消除社会经济、教育、文化程度等其他因素的影响。研究发现,暴露组育龄女性流产、死产和早产率均显著高于非暴露组。

　　4. 饮水氟健康风险评估　　一项在广东开展的饮水氟暴露人群的健康风险评估采用了基准剂量法(Benchmark Dose,BMD)。即采用在基准剂量反应(BMR)时,观察到明显的、低健康风险的健康效应变化的剂量作为基准剂量,这个效应变化通常在对照组效应增加或减少 1%~10% 的范围内。该研究以饮水氟、儿童的尿氟和氟斑牙患病率、碱性磷酸酶(AKP)、骨钙素(GBF)、降钙素(CT)分别作为暴露和健康效应指标。以非病区村 90%~95% 的效应的上限作为限值,超过该效应终点的判定为由暴露引起的效应异常。结果显示,饮水氟与氟斑牙患病率相关性不显著,尿氟与碱性磷酸酶(AKP)、骨钙素(GBF)显著相关,并得出了剂量 - 反应关系曲线。通过对不同年龄组儿童的暴露评价,内暴露水平随年龄增加而降低,反映了改水降氟后氟代谢的情况。该研究结论为 1.0mg/L 的饮水氟不产生健康风险,但是饮水氟可能并不是儿童氟斑牙的唯一影响因素。

一项在江苏、山东、河北、安徽、河南、陕西等地开展的饮水氟含量与儿童氟斑牙的剂量 - 反应关系研究,采用单因素回归分析法测算地方性氟中毒病区饮水氟含量与儿童氟斑牙患病率的剂量 - 反应关系,并计算其临界值、基准值和 95% 可信区间的基准值下限。研究结果显示,研究范围内饮水氟含量范围为 0.41~2.85mg/L;调查的 3 043 名 8~12 岁儿童中,检出氟斑牙 919 名,检出率为 30.2%。饮水氟含量与 8~12 岁儿童氟斑牙患病率的单因素回归方程为 Y 氟斑牙患病率 $=6.005\ 6+20.058\ 8X$,并具有统计学意义($F=12.19$,$P<0.01$),基于该方程测算地方性氟中毒病区饮水氟含量的临界值为 1.20mg/L。经基准剂量法测算的基准剂量值为 1.23mg/L,基准剂量下限值为 0.89mg/L。

在不同地区开展的研究基于饮水氟暴露风险评估提出的基准值有一定差异。一些研究则从膳食营养素的摄入水平方面对饮水氟健康效应的影响进行了研究,结果表明,膳食营养素的摄入水平对饮水中的氟、钙、镁的摄入是氟斑牙的保护因素。

第四章

生活饮用水水质卫生监管

第一节　水质卫生保障体系

2016 年修订的《生活饮用水卫生监督管理办法》规定,辖区原卫生计生主管部门负责生活饮用水卫生监督,城乡建设主管部门负责卫生管理,同时实施卫生许可制度。卫生监督和卫生管理是长期以来我国主要的饮用水卫生保障制度。从概念来说,卫生监督是指政府授权的部门或机构依据相关法律法规对辖区内监督相对人执行卫生法规的情况进行督促检查,并对违反法规、危害人体健康的行为追究法律责任的卫生行政执法行为。卫生管理包括两个层面,一是供水单位的卫生管理,二是行业主管部门的卫生管理。供水单位的卫生管理是由供水单位自主开展的,对制水、供水过程以及水质状况进行调查、监测和评价的活动。行业主管部门的卫生管理是行业内部质量控制措施,包括对供水单位卫生管理的指导和成效的评价。卫生管理实施的两个主体不一样,但都可认为是供水主体的内部管理。

《健康中国"2030"规划纲要》提出,全面建立从源头到龙头的饮水安全保障体系。从源头到龙头的饮水安全保障体系包括水源地建设和防护、适宜和安全的水处理工艺、稳定和低渗漏的输配水系统、卫生安全的管材管件和水处理剂等硬件建设,还需要建立具有时效性、风险前瞻、技术可靠的可操作的水质卫生监管体系。在全流程饮水安全的要求下,除了卫生监督和内部质控之外,开展水质监测、实施风险管理是提升饮用水卫生监管效率和效益的新趋势。

第二节　生活饮用水卫生监督

我国公共卫生体系参照苏联模式建立,由卫生防疫机构实施执法、代行行政管理、技术服务和技术指导等职能。20 世纪 90 年代以来,随着《中华人民共和国食品安全法》《中华人民共和国职业病防治法》《中华人民共和国传染病防治法》等一批公共卫生领域法律的颁布,对公共卫生执法提出了新的要求。1997年《中共中央、国务院关于卫生改革与发展的决定》指出了卫生监督体制的总体发展方向,明确了卫生监督的法律地位,即"到2000年初步建立起具有中国特色的包括卫生服务、医疗保障、卫生执法监督的卫生体系""各级卫生行政部门是卫生执法监督的主体,各级政府要支持和维护卫生行政部门统一行使卫生执法监督权,改革完善卫生执法监督体制"。此后,卫生监督作为卫生领域法律法规监督执行的职能更加明确,同时实施的卫生许可制度是卫生监督的重要手段之一。

一、卫生许可的条件

《中华人民共和国传染病防治法》规定,饮用水供水单位从事生产或者供应活动,应当依法取得卫生许可证。2016年修订后的《生活饮用水卫生监督管理办法》规定,集中式供水单位应当取得县级以上地方人民政府卫生计生主管部门颁发的卫生许可证,有效期4年。在卫生许可制度的具体实施中,各地的规定大同小异,均从以下5个方面提出卫生许可的条件:

1. 水源选择和卫生防护　符合《生活饮用水集中式供水单位卫生规范》要求。

2. 卫生管理

(1)备有有关生活饮用水卫生管理的法规、标准和规范。

(2)应建立健全生活饮用水卫生管理规章制度。

(3)应有分管领导和专职或兼职工作人员管理生活饮用水卫生工作。

(4)直接从事供、管水的人员持有有效的健康合格证明和卫生知识培训证明。

(5)直接与水接触的净水材料和设备都具备有效的卫生许可批件。

3. 生产工艺

(1)配备的水净化处理设备、设施必须满足净水工艺要求。

(2)必须有消毒设施,并保证正常运转。

(3)如果水源条件许可,可仅设有消毒设施。

4. 检验能力　有必要的水质检验仪器、设备和人员,检验项目及频率按《生活饮用水集中式供水单位卫生规范》要求。

5. 水质要求　出厂水和管网末梢水水质应符合《生活饮用水卫生标准》(GB5749)要求。

二、卫生许可的实施难点

卫生许可在村镇供水的实施从技术要求上存在几个难点。

一是水源保护区的划定和卫生防护的措施还不能满足要求,对照《生活饮用水集中式供水单位卫生规范》的规定,生活饮用水水源的保护区应按1989年国家环境保护局、卫生部、建设部、水利部和地质矿产部颁发的《生活饮用水水源保护区污染防治管理规定》的要求,由环保、卫生、公安、城建、水利、地矿等部门共同划定生活饮用水水源保护区,报当地人民政府批准公布,供水单位应在防护地带设置固定的告示牌、落实相应的水源保护工作。村镇供水,特别是小型农村供水水源保护区划定和实施保护措施的进展仍然比较缓慢。

二是检验能力和检验指标、频率难以达到标准要求。村镇供水设施由于普遍规模小,运行管理人员少,检验室条件和仪器、设备有限不能开展符合要求的水质检验。同时,《村镇供水单位资质标准》(SL 308—2004)也于 2020 年废止,村镇供水单位的水质检验的技术标准空白。一些地区设立区域村镇供水水质检验中心,或依托其他现有实验室共建,承担本辖区村镇供水的检验任务。但仍存在取样送样不便,检验经费保障难等问题。

三是出厂水、末梢水水质全指标达标难度大。据监测数据显示,村镇供水单项指标合格率最低的是微生物指标,包括细菌总数和总大肠菌群。另外,水质全指标检测费用高,县级大多无具备检测条件的实验室,造成卫生许可申请提供全指标检测报告的要求可操作性差。

在农村卫生监督不同程度存在缺位的大环境下,村镇供水的卫生许可现状也不容乐观。据相关调查显示,村镇集中式供水设施取得卫生许可证的总体比例较低,地区差异明显。2017 年全国调查显示,村镇供水卫生许可比例为 5.56%,小型供水设施低至 3.44%。2014 年开展的一次覆盖 6 个省的抽样调查显示,农村集中式供水取得卫生许可证的比例为 31.4%;重庆市 2013 年村镇集中式供水设施取得卫生许可证的比例为 18.04%;山东胶州 2018 年村镇集中式供水设施取得卫生许可证的比例为 3.8%,湖南浏阳 2018 年调查的 60 家农村集中式供水单位中,91.67% 取得了卫生许可证。卫生许可比例低是村镇生活饮用水卫生状态的一个突出特点,同时也是对农村集中式供水单位开展卫生监督的困境的一个反映。卫生许可证的发放需要满足卫生许可条件,供水规模小的村镇供水达到相关条件技术难度大,管理成本高。卫生监督的相对人大多是从事经营活动的,并以盈利为目的的,然而村镇供水具有公益性质,是民生保障的基本要求,且具有自然垄断性。卫生许可一票否决的监督方式在监管村镇供水的实施不畅,缺乏必要的外环境和基础。近年来,关于健全农村卫生监督网络,加强村镇供水卫生监督的呼声日盛,但是鉴于村镇供水行业的特点,以卫生许可、行政处罚为手段的卫生监督模式亟需改革。

第三节　生活饮用水卫生监测和评价

饮用水卫生监测是为了解饮用水水质状况及其变化规律,最大可能降低由于饮水水质不安全造成的健康危害而对饮用水进行水样采集、实验室检测和现场卫生学调查,并对结果进行分析评价的过程。由于主导水质监测的主体和具体目标的区别,一般可分为常规监测、运行监测和应急监测等类型。

一、常规监测

(一) 常规监测的内容

常规监测一般是指由卫生健康部门组织实施的,为掌握一定区域内饮用水水质的总体

状况、水质特征和变化趋势等开展的监测活动,一般为抽样监测。常规监测主要开展以下内容:

1. 收集并更新监测区域内基本信息和饮用水基本情况 监测区域内的气候、地理、经济、产业和人口等基本信息,及其水资源分布及可用水资源量的情况。村镇集中式和分散式供水设施的类型和数量、集中式供水覆盖地区和人口情况、水源类型、处理工艺类型等。

2. 检测、评价水质指标和水质综合情况 对确定的监测对象、不同点位的水样,采用标准的检验方法对选择的监测指标进行检验和评价。在水质指标评价的基础上依据统一的方法对监测水样的水质综合情况进行评价。

3. 调查收集饮水安全风险因素 对区域内饮水安全的风险因素进行监测,包括水源污染状况、卫生防护范围划定和卫生管理措施、水处理工艺的适宜性和运行管理、生活饮用水相关卫生管理制度执行和达标。

4. 信息公开 由于常规监测是政府主导开展的监测活动,其结果宜作为公开水质信息的数据来源。

常规监测指标选择应至少考虑以下类型:①饮用水水质变化较为频繁的指标;②本地特征性污染指标或污染指示指标;③与健康关系密切且既往存在超标的指标;④饮用者敏感度高的指标。

监测指标的频率应该与指标的类型和特征相对应。变化频繁、与健康关系密切且以往监测发现超标的及饮用者敏感的指标应采用较高的监测频率。本地特征污染指标或污染指示指标可采用次高的监测频率。其他较为稳定且 3~5 年内未发现超标的指标,可降低监测频率直至每年或每两年一次。监测指标频率的设定还应综合考虑检测成本和实验室技术条件,不能一味追求指标多、频率高。

(二)监测方案的原则

常规监测的实施应依据科学、可行的方案开展。在一个全面的、合理的监测方案框架内,按照上述相关实施原则定期更新和调整监测方案,是确保常规水质监测科学、可行、有效的基础。监测方案应包括对监测目标、监测的组织实施、监测的内容和监测结果的反馈和应用等重要内容的基本规定。监测方案应在经过饮用水相关各方的参与下制定,并得到各方认可,作为一个时期内生活饮用水常规监测的指南。

1. 常规监测是以掌握一定区域内饮用水水质的现状,分析区域性水质特征和变化趋势为目的。由于水质监测主要反映处理后的水质状况,对于突发事件、系统故障或间歇性的污染无法做出及时的反应,因此常规监测并不能代替供水系统的风险评估。

2. 常规监测结果应结合水源水质和污染源监测,综合分析出厂水、管网水和末梢水水质,以对本区域生活饮用水在从水源到用户的供水全流程中的变化特征进行概况分析。

3. 常规监测的组织方应定期组织相关技术单位、监测单位及相关专家进行研讨,调整和优化包括监测范围、抽样方法、监测指标和监测频率等在内的监测方案内容,尽可能使常规监测与当地的饮用水水质特征相适应,抽样监测具有更好的代表性。

二、运行监测

(一) 运行监测的内容

运行监测一般是供水单位组织的,为掌握特定的供水系统各个重要节点的水质状况,评估其水处理活动的适宜性、有效性和安全性而开展的监测活动。运行监测主要开展以下内容:

1. 对供水系统从水源、处理环节、蓄水池、管网、二次供水设施等进行全面的调查,绘制流程图。

2. 确定水质监测的关键节点,包括水源取水口,预处理、沉淀池、澄清池、砂滤池、深度处理等各工艺出水,以及管网中的调蓄设施和远端等都可以作为关键节点的选择范围。

3. 分析历史水质资料或其他类似供水系统的水质监测资料,选择应重点关注的水质指标。除了浊度、pH值和余氯等一般性指标外,还应重点监测以下四类指标:

(1)微生物指标:致病微生物是饮用水典型的污染物之一,同时也反映水的清洁程度和饮用人群发生急性介水传播疾病暴发或流行的风险程度。

(2)化学或放射性指标:地区特征性的污染指标一般是天然存在的,如氟、砷、硒、硝酸盐、铅、铀等,铁和锰由于其可导致水感官性状的变化,也可列入此类。此外,人为原因导致的污染有时也应纳入监测指标,包括农药、氨氮和其他有机污染物等,这应该在对整个供水系统周边污染调查的基础上确定。在不能完全确定有机污染种类时,也可采用指示性指标替代,如耗氧量(COD_{Mn})。

(3)水处理剂或与水处理剂反应的化学指标:主要是消毒副产物类,有时铝盐作为混凝剂投加时,也可考虑将铝纳入监测。

(4)特定水源的监测指标:采用海水淡化工艺供水或淡化水混合供水的,还应考虑监测电导率、溶解性总固体、钠、镁、钾、硼等指标。

(二) 监测方案制定的原则

运行监测方案应该是一个动态的、不断更新的优化过程,以达到监测结果更好地反映供水系统水质控制的有效性、稳定性和风险,调整和改进预防性的措施等(见图3)。运行监测方案是供水系统水质管理中的一环,其监测结果对供水系统的水质保障效果应该至少在1年内进行短期评估,2~3年内进行一次中长期的效果评估。

运行监测方案需要根据供水系统规模大小、供水系统的构成特性进行监测指标和频率的优化。运行监测的频率应满足能及时发现供水全流程中的故障或风险,并可采取及时有效的纠正措施的要求。在一些关键控制点,如过滤池出水处和消毒后进入清水池处,在线连续监测设备的应用也是很有必

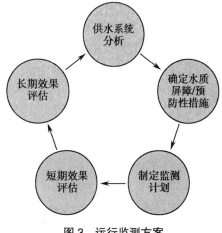

图3　运行监测方案

要的。

1. 与水处理工艺运行密切相关的指示性指标应作为监测频率最高的指标,根据需要选择如浑浊度、色度、pH 值、臭和味、耗氧量、氨氮、总大肠菌群、耐热大肠菌群和余氯等。

2. 水源水质特征性指标,如地下水铁、锰含量较高,地表水存在藻类污染时,相应指标应纳入监测,监测频率不应低于每日一次。

3. 规模较小的供水系统(如供水规模在 1 000m³/d 以下),水质监测项目及频率可根据当地水源水质存在超标风险的指标、供水人口数量、运行管理水平等因素合理确定检测项目及频率。但必须在充分和详细的系统评估后执行,上述动态评估和优化的过程也适用于小型供水系统的运行监测。

三、应急监测

(一) 应急监测的内容

应急监测是在生活饮用水突发事件应急响应的过程中,为了掌握可能造成饮用水污染的污染物种类、性质、浓度、污染方式及污染变化趋势,判断可能造成人群健康损失的程度,及时有效地采取响应措施而开展的监测活动。应急监测主要包括以下内容:

1. **污染特征识别** 通对水源、水厂、供水管网进行现场调查,分析可能的特征污染物或其特异性副产物,以此确定监测指标。

2. **监测指标选择** 除特征污染物或其特异性副产物之外,还应至少包括肉眼可见物、臭和味、色度、浑浊度、pH 值、耗氧量、菌落总数、总大肠菌群等基本指标,通过指标间的相关性验证可能的特征污染物判定正确与否。

3. **监测范围界定** 可确定污染源或污染物侵入点时,监测范围可仅设在其后端;尚不能判定污染源及其入侵点时,监测范围应包括从水源到用户的全流程。

4. **应急事件状态分析** 根据应急监测结果、流行病学调查及病例报告进行综合分析,判定突发事件的当前状态。

5. **调整监测频率** 事件发生初期,基本指标至少每日监测 1 次,特征指标根据特征污染物的变化确定监测频率;特征污染物受到控制后,可以适当调整监测频率;恢复常态后应开展常规监测,并根据需要应继续跟踪监测特征指标。

应急监测初期最重要的是确定监测指标,指标选择既要考虑其灵敏性,也要考虑检测的效率和评估的可行性。在一些情况下,特征污染物可能并不在饮水标准指标内,剂量 - 反应关系的研究基础不充分,这时候就需要采用指示性指标(代理指标)监测。代理指标的选择可依据以下原则:

(1) 可以直接衡量污染物处理或污染源控制措施的有效性。

(2) 尽量选择标准内的指标作为代理指标,以便按照标准进行评价。

(3) 检验方法成熟可靠。

如电导率:可以作为溶解性总固体的代理指标;三卤甲烷(THMs),可以作为氯化消毒副产物及其衍生物的代理指标;总大肠菌群可以作为生物性粪便污水污染或其他肠道致病菌的代理指标。

（二）监测方案制定的原则

应急监测方案可根据突发事件的等级，一般（Ⅳ级）、较大（Ⅲ级）、重大（Ⅱ级）和特别重大（Ⅰ级）四级进行监测指标和频率的总体判定，并在不同的应急响应阶段下进行动态调整。

1. 污染识别阶段　在饮用水突发事件发生初期，还未确定污染物、污染源及其侵入点时，应急监测布点的范围应该最大。包括从水源、水厂、管网和网中调节构筑物等，特别是现场调查后怀疑为可能的污染侵入点和污染源应重点监测。根据现场初步调查结果，设定污染物种类或谱系，检测谱尽可能具有针对性。在识别阶段，监测的样品除了水样之外，还应对土壤、沉积物及动植物等进行监测，以尽快识别出污染物。

2. 污染控制阶段　在识别确定污染物、来源及其侵入点后，启动相应的污染控制措施，如污染源关停、启动备用水源、侵入点修复、水质强化处理和管网清洗等。此阶段的水质监测应对出厂水、管网水进行监测，以确定污染物在供水系统中的扩散范围。在污染物检出浓度较高并超过标准限值时，应增加监测频次；检出浓度如果呈降低趋势，可相应减少监测频次。如果是水源污染导致的突发事件，饮用水监测应与水环境监测统筹开展，综合分析。

3. 恢复供水阶段　在监测结果表明污染得到有效控制后，污染物连续监测结果稳定且低于标准限值，可进入恢复供水的准备阶段。恢复阶段的监测主要目的是进一步确认管网中污染物是否完全清理，可对前一阶段未纳入监测的管网水进行采样监测。该阶段的监测频次可降低，监测布点范围应扩大。在全部监测点确认特征污染物指标和其他指标都符合标准要求后，可恢复供水，但仍应持续开展一段时间的跟踪监测。

4. 应急监测过程中　环境监测、饮用水水质监测、人群健康监测等应统筹和协调，监测结果共享。

四、水质评价

水质监测的主要产出是水样各项指标的检测结果，通常以数值表示。按照一定的质量标准选择合适的评价参数和评价方法，对水样的质量进行定性或定量的评定过程称为水质评价。由于水样的质量是一个多维度的表达方式，虽然单一指标的优劣非常容易判断，但是难以直观地综合比较两份水样。因此，关于水质评价的研究就是旨在解决综合评价水样质量优劣的方法。

（一）全指标评价

生活饮用水水质标准具有强制性，只要纳入标准的指标，都应符合标准要求，这是全指标评价的基础。全指标评价即评价时将所有指标纳入，并以所有指标均符合标准限值为合格，只要有一项超标指标，水样即不合格。全指标评价的准则是"一票否决制"，从管理上说，这是一种较为严格的评价方法。其评价结果通常采用水样达标率这一指标来进行表示。水样达标率这一指标的比较必须建立在监测指标体系完全一致的情况下，在监测指标或指标限值不同的情况下，比较水样达标率是没有意义的。

水样达标率（%）＝所有指标符合标准要求的水样数 / 监测的水样数 ×100%

全指标评价的方法虽然简单易行,但是较难反映出水质的差异和变化。①有一项指标超标和多项指标超标的评价结果没有区别;②不同类型的指标超标评价结果没有区别,即达标率不能反映水质特点。

(二) 单指标评价

单指标评价即依据生活饮用水水质标准,对某项指标的合格情况进行评价,用某项指标符合标准的监测频次占总监测频次的比例来表示。

指标达标率 = 该指标符合标准监测频次 / 该项指标总的监测频次 ×100%

单指标评价的计算也是比较方便的,由于其指代单一,可以明确回答某一项水质指标的优劣程度。但其劣势就是无法推定某项指标对水样的重要程度,且无法将所有单指标评价结果综合为水样综合质量的表达。

(三) 水样综合评价

水样综合评价是基于一定的准则,对水样各个指标的分类评价结果进行综合表达的方式。综合评价的优势是,通过规定评价准则,从而在达标合格率之外指示水质的综合状况。如根据水质指标与健康的关系构建评价准则而得到的综合评价结果,可反映水样水质对健康的影响;根据水质与环境污染的关系构建评价准则而得到的综合评价结果,则主要反映水体受污染程度及其主要污染类型等。

生活饮用水的水质综合评价准则的构建是综合评价的技术关键。在构建综合评价准则时应考虑以下要素:①没有一个评价准则适用于所有地区,应根据本地水质特征构建评价准则;②评价准则应对于重点关注的水质指标有足够的敏感度,反映出水质的差异和变化;③评价准则应有可操作性,即有水质数据基础。

生活饮用水的综合评价结果多以指数的形式表达,以下为较为典型的两种综合评价指数的构建和应用案例。

1. 叠加法 叠加法采用各个水质指标与其标准限值的比值之和作为综合指数,认为水质由其中各指标共同决定。在不确定这些指标对水质的影响下,该方法简单易用。但是,当指标较多时,综合指数对某些指标的敏感度会降低。

$$I = \sum_{i=1}^{n} (C_i/S_i)$$

2. 算术平均法 算术平均法采用各个水质指标与其标准限值的比值的算术平均值作为综合指数。但是当指标较多时,同样会有敏感度降低的缺点。

$$I = 1/n \sum_{i=1}^{n} (C_i/S_i)$$

3. 最差因子法 最差因子法也叫单因子法,即采用全部指标与标准比较后用检出值与标准限值比值最大的一项指标作为指数计算依据。如果指标为高优指标,则该方法不使用。最差因子法常用于水体质量类别的判定,如《地表水环境质量标准》和《地下水质量标准》将水体质量分为五类,标准要求采用单因子评价法。

$$I = Max (C_i/S_i)$$

4. 内梅罗法　内梅罗法是同时纳入最差因子和各指标平均值,计算两项指标的均方根作为综合指数。其特点是既能以各项指标平均值表达出水质的一般情况,也能突出最差因子的影响。

$$I = \sqrt{\frac{I_{max}^2 + I_{ave}^2}{2}}$$

5. 加权平均法　加权平均法是根据不同类型指标对于总指数的重要程度或贡献,确定各类指标权重后计算综合指数(见图4)。其中,分类指标的指数根据指标特性可采用不同的计算方法,指标权重的产生一般用德尔菲法专家咨询法产生。该方法的优点在于,能指示指标的意义,如健康影响等,可通过设定不同权重表示;不同类型的指标也可以选择适宜的方法计算其分指数。该方法的缺点是:①当超标指标较多或超标较严重时,综合指数值低于最大分指数,从而能会掩盖某些水质问题;②广泛认同的、科学的指标体系(权重)很难在短期内建立,需要在应用中不断进行优化;③应用该方法建立的综合指数有区域局限性,不能普遍适用。

$$I = \sum_{i=1}^{n} w_i I_i$$

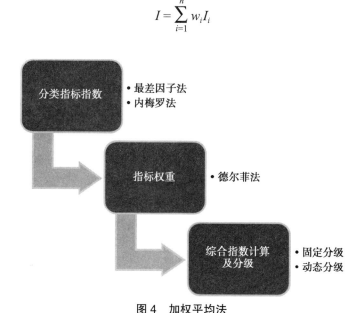

图4　加权平均法

6. 加拿大水质指数法　加拿大水质指数从三个维度来定义水质综合状况(表11),即范围(range,R)、频率(frequency,F)和振幅(amplitude,A)。范围表示指标数量的情况,频率表示超标指标出现的项次情况,振幅则表示超标指标的超倍数情况。该指数的计算如下:

$$I = 100 - \frac{\sqrt{R^2 + F^2 + A^2}}{1.732}$$

加拿大水质指数适用于对同一个监测点的多次监测结果评价,或对一个区域多个监测点结果的总体评价。该指数的不足在于不区分指标意义,将所有指标等做同样处理。

表 11 加拿大水质指数范围与水质状况

水质等级	I 值范围	水质描述
优良	100~95	水质基本达标
良好	94~80	水质很少不达标
中等	79~65	水质偶尔不达标
较差	64~45	水质经常不达标
差	44~0	水质不达标

以上是一些常用的水质综合指数的方法,每种方法都有优点和缺点。选择何种水质指数表征水质状况应根据纳入评价的指标范围及其意义,指标的检出范围,以及评价的对象综合考虑。还可以采用历史数据验证和专家咨询的方法评价指数方法的敏感性和科学性。此外,在筛选水质指数纳入的指标,由于水质指标间存在一定的相关性,很多时候还需要先使用主成分分析等方法将指标简化,用降维方法将多个变量化为少数几个相互独立的主成分,它们通常表现为原始变量的线性组合。这样处理具有减少原始数据信息损失、简化数据结构的优点。水质指数的结果除了采用固定数值分级的方法外,如加拿大水质指数分级,还可以采用聚类分析等方法对综合指数进行动态的等级评定。

改良型综合水质指数法的应用实例

改良型综合指数包括基准项和动态项。基准项监测频率低,但监测的指标数较多,反映在较长时间内比较稳定的水质指标状况。动态项监测频率高,但选择指标数较少,多选择受环境状况、水处理工艺运行等因素影响波动频繁的指标。基准和动态结合的指数优点在于综合反映了水质长期和短期的变化,适宜于对水厂供水水质的评价。

基准项的计算采用加权指数法,即选择固定指标并设定权重,计算出加权指数作为基准项。王荣昌等人对 3 个水厂的水质进行评价时,选用的基准项指标包括①感官性状和一般化学指标:色度、浊度、pH 值、总硬度、铝、铁、锰、挥发酚类、阴离子合成剂、硫酸盐、氯化物、臭和味、肉眼可见物、溶解性总固体、一氯胺(总氯)、溴酸盐(使用臭氧时),权重为 0.10；②有机污染指标,即 COD,权重为 0.15；③致癌指标,包括砷、铬、铅、镉、氯仿、四氯化碳、汞、总 α 放射性、总 β 放射性,权重为 0.32；④一般毒性指标,包括砷、铬、硝酸盐氮、铅、氯仿、四氯化碳、氯化物、汞、氰化物、硒、氟化物、铜、锌,权重为 0.20；⑤肠道传染病指标,包括菌落总数、总大肠菌群、耐热大肠菌群、大肠埃希氏菌,权重为 0.23。基准项指标的监测频率为每月一次。采用的动态项指标包括浊度、一氯胺、COD_{Mn},监测频率为每日一次。

$$DWQI = 0.8\,DWQI_{基准} + 0.2\,DWQI_{动态}$$

基准指标采用加权平均法,即按指标分类分别采用内梅罗法和最差因子法,加权后得到。基准项可采用一定周期内的平均基准指数计算,如半年或三个月。根据需要,动态指数可采用当月监测平均值,由均值、极值和超标附加值三项组成。如果动态指数采用每日监测值,则可简化均值和极值项。

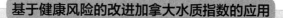

基于健康风险的改进加拿大水质指数的应用

　　加拿大水质指数 CCME WQI 包括超标指标范围(F_1)、超标指标频次(F_2)和超标振幅(F_3)三个因素。F_1= 超标指标数 / 监测总指标数,F_2= 超标指标项次数 / 监测总项次数,F_3= 超标指标超标倍数之和 /(超标指标超标倍数之和 + 监测项次数)。闫峰等将水质指数各项均以健康风险替代,当健康风险度低于可接受风险(1×10^{-4}),该项指标的健康风险和超额风险均标记为 0,否则健康风险标记为 1,超额风险为风险值与可接受风险的差。该研究纳入了氨氮、高锰酸盐指数、砷和铬四项指标,其中氨氮和高锰酸钾盐指标为非致癌物,仍按照 CCME WQI 原评价方法进行。砷和铬为致癌重金属,按照改进的方法进行评价,风险累加。采用基于健康风险改进的 CCME WQI 水质指数结果(62.9)较原方法(84.7)低,主要原因是考虑了不同毒性物质的健康累积效应,表明以健康风险为基准的水质指数评价标准高于以水质标准的基准的指数。该方法将水质评价与健康风险进行了有机结合,是一项有益的尝试。

第四节　水质卫生风险管理

一、风险管理概述

　　风险是一种不利影响的严重程度和出现概率的测量。风险管理是在系统思维的基础上进行的一种决策,其目标是综合风险、成本和收益,确定一种成本最低而收益最大的措施组合。风险管理是一个决策过程,是以多目标的最优化为目的。因此,一般意义上的风险管理并不是单纯以降低风险为目标的,同时还要将成本控制和风险后果纳入做综合评估。即风险评估回答:①什么会出错? ②出错的可能性有多大? ③结果会是什么? 风险管理将在此基础上决定①能做什么? ②有哪些可用的选择? 并且根据所有的成本、利益和风险,进行权衡? ③目前的管理对未来的选择有什么影响? 据报道,2003 年美国的职业安全与健康管理局在保护职业人群避免石棉中毒和甲醛中毒的经费投入相当,约为 700 亿美元。石棉和甲醛都被国际癌症研究中心(IARC)列为 I 类致癌物,而评估采取保护措施可能的死亡人数,暴露于石棉的职业人群数远高于甲醛暴露人数。从风险管理的角度来说,管理石棉职业暴露的风险因素在决策上优先于管理甲醛暴露的风险因素。

　　从技术上来说,风险管理就是在成本 - 效益的约束下,对硬件因素、软件因素、人为因素和组织因素等可能造成系统运行失常的故障 - 风险因素进行控制和纠正的管理过程。风险管理是预先开展的,不是事后修补;风险管理需要对管理对象(相关方)的利益冲突进行协调和权衡;风险管理可能并不能阻止一些极端事件和灾难性事件的发展。风险管理以"环

境调查 - 风险评估 - 风险应对"为主要环节。作为一个不断完善的风险管理机制,在周期性的信息反馈和每次风险应对后,都应对风险管理框架进行优化和调整。其中,风险评估包括风险识别、风险分析、风险评价三个步骤。

《风险管理原则与实施指南》(GB/T 24353)对风险识别、风险分析、风险评价的概念进行了阐述。风险识别是通过识别风险源、影响范围、事件及其原因和潜在的后果等,生成一个全面的风险列表。在有的文献中,风险也可表述为危害因素或危害。风险分析是根据风险类型、获得的信息和风险评估结果的使用目的,对识别出的风险进行定性和定量的分析,为风险评价和风险应对提供支持。风险评价是将风险分析的结果与组织的风险准则比较,或者在各种风险的分析结果之间进行比较,确定风险等级,以便做出风险应对的决策。

二、集中式供水系统水质风险评估

集中式供水系统的安全包括供水足量、可靠、水质安全、运行安全等多个目标,在本节中我们将风险管理的目标设定为水质安全,这可能与供水系统管理方在实际工作中多目标的决策模式不一致。但由于水质安全的重要性和优先性,本书在风险管理的内容中仅包括该目标。风险评估作为风险管理"回路"中的重要一环,担负着为决策提供依据的任务,按照风险识别 - 风险分析 - 风险评价的步骤开展。具体到集中式供水系统水质风险评估,其目的是通过定性或定量的风险识别、分析过程,评价集中式供水系统内外的风险因素及其影响程度,并评价风险因素的风险后果是否在可接受的范围内或是优先等级如何,包括严重程度、发生概率等,为开展主动的、前瞻性的供水系统水质卫生管理、提高水质安全保障提供支持。

(一) 风险评估的原则

开展集中式供水水质风险评估应遵循以下原则:

1. 应将集中式供水系统的各个组成要件视为一个整体进行系统风险分析。

2. 集中式供水系统的硬件设施、运行管理对于保障水质安全性均具有重要作用。

3. 风险评估是对供水系统水质安全性的预判,因此不应依赖于水质检测的结果。

4. 集中式供水系统的水质风险是动态变化的,风险评估应以不断更新的调查数据和信息为基础。

5. 集中式供水水质风险评估的结果应支持制定风险控制策略的优先顺序。

(二) 风险评估的程序

集中式供水水质风险评估应按以下程序和步骤进行。

1. 供水系统内外环境调查 在风险评估三步骤开展之前,应当完整、清晰地掌握供水系统内外环境特征,这些特征都可列为可能的风险因素。

外环境是指影响供水系统、制水、供水活动和用户用水行为的因素,包括水厂服务区域的产业特点和发展规划、气候和地质条件、人群流行病学特征,特别是介水传染病和地方病情况、居民经济水平和生产生活习惯等。狭义的外环境包括气候水文等自然条件、对供水系统有影响的污染源类型及排放特征,供水系统设计区域内突发事件的情况,以及供水系统的外部监督管理等。广义的外环境可以将供水系统所在行政辖区及上级政府与供水安全直接或间接相关的规划和策略纳入,甚至可能包括气候变化、政治、军事等影响因素。

内环境是指供水设施本身固有的特征。狭义的内环境包括水源水质状况、水处理设施、输配水管道和调节构筑物等供水设施和构筑物的设计、建造和运行现状、供水系统本身对突发状况的缓冲能力以及供水系统内部的运行维护和组织管理、突发事件的应对管理(包括硬件储备和应急制度)等。广义的内环境可以将供水系统的所有权和运营权属结构、资源获取和调动的能力等纳入考虑。

环境因素可以通过资料收集、现场调查、专家咨询和访谈等获取。

2. 集中式供水系统风险识别　供水系统是一种重要的基础设施,风险来源众多,影响范围较大。即使是小型供水系统的安全性也有可能在社区以外造成影响,如公共政策或投资环境等。风险识别是对环境因素中可能对供水水质安全造成不利影响的因素进行筛选,以确定下一步风险分析的对象。尽管环境因素的范围可以很大,供水系统风险识别的目的就是从众多的因素中确定主要的、关键的风险因素。实际操作中,还应根据供水系统的重要性界定环境因素的范围。

集中式供水设施的水质安全风险的识别宜采用检查表法(check-lists),根据历史资料、数据和经验列出可能的风险源清单。也可以采用故障树法,将供水系统分解为 n 个子系统以及明确各个子系统之间的并联或串联关系,将预设事件的发生分解到多个初始事件中。

如前所述,集中式供水系统水质风险因素存在于内外环境中,对于内外环境范围的界定直接影响风险识别的结果。综合考虑可行性和科学性,供水系统的风险识别应至少从以下5 个方面进行考查,大中型供水系统的内外环境范围应定义得更加广泛。

(1)水源:水源类型、取水方式、水源水量、水源卫生防护、一级保护区内污染源类型。

(2)水处理:现状供水量与设计供水能力之比、水处理工艺流程、构筑物运行维护和清洗状况、使用的药剂和消毒剂的种类。

(3)输配水管道和调节构筑物:管网的长度、材质、型式、压力和事故率;调节构筑物位置、容积、卫生防护和清洗频率。

(4)内部管理:厂区内污染源状况、水质运行监测的指标和频率、水质管理相关制度和规章、卫生管理人员配备。

(5)卫生监管:是否有生活饮用水集中式供水单位卫生许可证、管理人员的资质和专业技能、涉及饮用水卫生安全产品的安全性。

3. 供水系统风险分析　适用于风险分析的方法很多,包括德尔菲法、失效模型与效应分析法(FMEA)、层次分析法(AHP)、风险指数法等。

失效模式、效应和危害度分析(FMECA)是 FEMA 的升级,是一种基于可靠性的分析方法,采用发生的可能性、严重程度水平和识别到的可能性等 3 个属性进行度量。FMECA 与FEMA 的主要区别在于危害度分析。危害度分析的实质是划分失效模式的等级或进行排序,有的情况下还需要纳入某个部件(风险因素)出现故障造成目标失败的概率。层次分析法在实际运用中常与德尔菲法一起运用,用于构建风险因素体系及确定重要性。层次分析法采用两两比较的方法,将识别到的各种风险因素进行重要性的两两比较,构建出判断矩阵并进行一致性检验。风险指数是一种半定量的风险分析方法,其本质也是一种分级比较的方法。即对系统的各个组件进行描述和打分,再通过一定的规则将各个组件的得分进行运算后得到一个综合指数。

风险分析的方法并无优劣之分,定量的方法也不一定优于定性的方法,关键是根据评估的供水系统的数据可获得性、评估团队的优势以及对风险评估效率的要求等选择适宜的方法。如,德尔菲法是一种定性的风险分析方法,在《风险管理风险评估技术》(GB/T 27921)中被认为是适合风险评估各个阶段的方法。以下是两种风险评估方法应用的案例。

案例一 基于德尔菲法和层次分析法构建风险评估指标体系

研究小组为了建立一个适用于农村集中式供水的风险评估指标体系,首先构建了一个指标池,并采用德尔菲法进行两轮专家咨询。在指标池构建时,采用了层次分析法的思路,分为一级指标和二级指标。专家采用1(同等重要)、3(稍微重要)、较强重要(5)、强烈重要(7)和极端重要(9)等5个标度建立指标的判定矩阵,经归一化处理和一致性检验后,得到的风险评估指标体系见表12。

表 12 风险评估指标体系

一级指标	二级指标
水源卫生	I_1 水源水质类别
	I_2 水源一级防护区的卫生防护巡查
	I_3 水源一级防护区内污染状况
水处理工艺设计及运行	I_4 净水工艺的设置适宜水源水质的状况
	I_5 消毒设备的配置和运行状况
	I_6 混凝剂和消毒剂类型的适宜情况,在供水期间连续投加且准确计量的状况
	I_7 清洗和维护水处理设施和设备,及更换水处理材料的状况
管网和调节构筑物状况	I_8 输配水管道材质
	I_9 管网漏损率
	I_{10} 调节构筑物容积比
	I_{11} 管网和调节构筑物清洗消毒和卫生防护条件
水厂内部管理	I_{12} 生产区卫生防护范围内污染源状况
	I_{13} 是否具有水质检测能力
	I_{14} 水质检测的指标和频率状况
	I_{15} 突发事件应急预案的制定及落实情况
	I_{16} 卫生管理人员配备,并执行卫生管理制度的情况
卫生管理	I_{17} 具有卫生许可证
	I_{18} 直接从事供、管水人员具有健康证明并经过培训
	I_{19} 直接与水接触的净水材料或设备具有卫生许可批件

案例二　基于失效模式、效应和危害度分析（FMECA）和风险指数法的供水系统风险评估

研究小组在识别了风险因素后,采用 FMECA 的方法分析风险因素对供水水质安全目标的危害度,并使用了发生的可能性、严重程度水平和识别到的可能性三种属性对各风险因素进行分析。其中,发生概率和严重程度均使用 1~10 进行度量,发生概率 × 严重程度最小为 1,最大为 100。该组件失效对系统安全目标的影响采用三分类,见表 13。即组件失效造成系统完全失效,其条件概率为 1；部分失效或降低系统表现,条件概率设为 0.5；如不影响系统安全目标的实现,则为 0.1。

表 13　组件失效对系统安全目标影响分类

组件效应	风险度	风险值评分
失效	高	1
部分失效	中	0.5
有效	低	0.1

根据已建立的指标体系,经德尔菲法（Delphi）优化指标体系设置及确定各指标权重后,采用风险指数法将各影响因素整合为单一的风险值,对系统风险进行半定量测评。对各层次指标风险进行加权平均的运算,得到供水系统综合指数。综合指数的分级,除了制定固定分级规则外,还可以采用聚类的方法分级。当然,运用聚类分级的前提是评估对象为一个集合里的多个元素。

风险指数采用加权累加型指数,计算方法如下:

$$R=\sum_{i=1}^{19}\omega_iq_i$$

R——集中式供水水质风险指数；

ω——指标 i 的权重；

q——指标 i 的风险度。

4. 集中式供水系统风险评价　风险评价是将风险分析的结果与设定的风险准则比较,确定风险等级的过程。风险评价是确定风险应对次序的依据,如优先关注、重点关注、一般关注等。

集中式供水水质风险评价可将风险分析的结果,即系统风险指数的数值,进行简单排序,比较供水系统之间风险的相对高低。集中式供水水质风险评价还可依据风险指数对区域内集中式供水设施进行风险分级。风险分级的方法如下:

基于管理需要的分级。由辖区实施集中式供水水质风险管理的机构根据管理目标制定出各等级数量的比例,由此确定对应的风险指数值。

基于管理对象特性的分级。宜采用 k 均值聚类算法（k-means clustering algorithm）计算其风险等级,分为低、较低、较高和高四级。

5. 风险评估结果的报告和应用 根据评估对象和范围,风险评估的结果形成单个集中式供水水质风险评估报告和某地区集中式供水水质风险评估报告。

集中式供水水质风险评估报告可作为:①工程竣工验收的依据;②申请卫生许可的依据;③运行管理机构进行设施改造、优化流程和强化管理的依据。

某地区集中式供水水质风险评估报告除了对纳入评估所有供水设施的风险因素进行评估外,还应结合工程服务人口数对不同风险度和风险因素类型进行分析,提出当地主要的风险因素和优先的风险应对措施,为相关部门制定饮水安全相关规划提供依据。

第五节 饮水安全信息公开

国务院 2015 年发布《水污染防治行动计划》提出,从水源到水龙头全过程监管饮用水安全,明确提出了饮水安全信息公开的时间表,地级及以上城市自 2016 年起每季度向社会公开,自 2018 年起,所有县级及以上城市饮水安全状况信息都要向社会公开。信息公开的范围包括饮用水水源、供水厂出水和用户水龙头水质等饮水安全状况。

信息公开是推动社会监督的前提条件。从经济学范畴来说,供水是公用事业,自来水是公共产品。公用事业行业的信息公开具有法律依据和理论基础。首先,《政府信息公开条例》将公共企事业单位纳入信息公开承担义务主体,公开信息为“在提供社会公共服务过程中制作、获取的信息”,具有合法性。其次,社会公用事业多为政府举办或政府参与举办,在一定区域内具有天然垄断性且关系民生,具有公开的合理性。供水企业信息公开在美国、澳大利亚等国家已经实施了较长的时间。

《水污染防治行动计划》颁布以来,饮水安全信息公开在全国各地不断推广落实。以下为一些地区开展饮用水水质信息公开案例。

案例一 扫码知卫生

上海市推进和完善本市生活饮用水卫生信息化建设,汇集和分析有关饮用水卫生管理信息,为居民提供饮用水卫生查询服务。居民通过扫描饮用水卫生信息公示二维码,了解有关生活饮用水卫生管理信息和饮用水卫生健康知识。

2020 年开始在部分区试点,2021 年实现居民住宅小区生活饮用水“扫码知卫生”,2022年底,全面实现生活饮用水“扫码知卫生”。

上海市卫生健康监督系统综合应用平台“一户一档”信息系统,以居民住宅小区为单位,生成唯一的生活饮用水卫生信息公示二维码。居民扫描该二维码,可以看到下列信息:

1. 基本信息 该居民小区、有关供水单位的基本信息及其联系方式;水质是否合格的色码(蓝色为合格、红色为不合格)。

2. 二次供水信息 包括二次供水设施基本信息,二次供水设施管理单位对供水设施的巡查维护记录、储水设施清洗消毒记录、二次供水水质检测信息,距离最近的二次供水监测点水质监测信息、卫生监督信息等。

3. **使用的市政管网水信息**　距离最近的水厂卫生许可证号和出厂水、管网水水质监测信息。

4. **住宅小区内的管道分质供水信息**　管道分质供水单位的卫生许可证号、巡查维护记录、水质检测信息,卫生监督信息等。

5. **住宅小区内的现制现售饮用水信息**　现制现售饮用水经营单位的卫生许可证号、巡查维护记录、水质检测信息,卫生监督信息等。

6. **宣传栏**　有关饮用水卫生健康知识。

案例二　城乡村水质信息公示服务均等化

重庆市自 2016 年开始城市生活饮用水水龙头水质监测及公示,2019 年开始农村生活饮用水纳入公示的范畴。每季度对末梢水进行菌落总数、总大肠菌群、大肠埃希氏菌(或耐热大肠菌群)、色度、浑浊度、臭和味、耗氧量、肉眼可见物和消毒剂余量 9 项指标的监测,每季度末在政府门户网站上公布监测结果。

案例三　智慧城市与水质信息公示

结合智慧城市建设,宜昌市开发了水质监测信息查询系统,并在宜昌市"市民 E 家"客户端正式上线,市民可以通过手机进行实时查询。2016 年开始"市民 E 家"客户端正式上线运行,市民用手机就可以查询城区水质监测情况,以及采样监测点的具体地理位置信息。全市 7 家城市供水企业管网水浑浊度、色度、臭和味、肉眼可见物、消毒剂余量、耗氧量、菌落总数、总大肠菌群、耐热大肠菌群 9 项指标每日抽检监测结果。

第五章

小型集中式供水设计与运行管理

第一节 基本原则

建设集中式供水设施是村镇饮用水安全的主要技术解决形式。村镇供水设施一般由于规模不大,根据《村镇供水工程技术规范》的要求,按照设计供水规模将村镇供水工程划分为五类,见表14。

表14 村镇供水工程分类

供水规模/$(m^3 \cdot d^{-1})$	w≥5 000	5 000>w≥1 000	1 000>w≥100	w<100
类型	Ⅰ	Ⅱ	Ⅲ	Ⅳ

村镇供水工程在设计时应遵循以下原则,确保水量、水质和保证率符合饮水安全的要求,水厂的制水和供水的单位成本可控,运行管理可行。

1. 水源可靠,水源水质符合《地表水环境质量标准》和《地下水质量标准》Ⅲ类及以上。特殊情况下选择超类水,应有特殊处理技术。

2. 供水规模的确定应既经济合理又考虑一定的发展空间。根据现状综合考虑自然条件、人口发展、产业发展的相关自然、社会和经济因素,合理取值人口自然增长率、用水定额等指标。

3. 取水、输水、净水和配水等子系统应统一规划设计,互相衔接和协调。

4. 净水工艺的选择应综合考虑针对性、可靠性、缓冲性和实用性,应根据原水水质、设计供水规模、处理后水质要求,并参照相似条件已建水厂的运行管理经验,通过技术经济比较确定。

5. 水处理和消毒类型的选择应综合考虑有效性、适宜性、可行性以及制备原料的可获得性等。

6. 调节构筑物和管网应根据地形、供水区用户分布、用水习惯、生产生活习惯综合分析确定。可充分利用现有设施进行改造。

7. Ⅱ类以上的村镇供水工程应分组设计,保证清洗、检修时的正常供水。

8. 水处理产生的废水、废渣的处置应不污染环境。

9. 制水和供水的操作间必须有保证人员安全、防止有毒有害气体外泄以及其他伤害事故发生的预防措施。

10. 寒冷地区的净水构筑物和设备应有防冻措施。

第二节 水源的选择

水源的选择可以从源头上减少污染，提高居民饮用水安全。集中式供水水源有地表水和地下水两种，在进行选择时应综合考虑以下因素。

一、水量充沛

水量是否满足供水需要是水源选择的首要因素。选择水源时，应能满足规划用水区内设计年限内所需供水量。通过水文学或水文地质学的调查勘探获知天然水源的水量，以水源最枯水量是否达到供水量要求来评价。一般应选择供水保证率大于 95% 的水源。地下水则要考虑可开采水量和补给来源达到等因素。在合理地确定设计的供水量，并充分调查可利用水源的水量资料后，确定水源选择的方案，可采用单一水源或多水源供水。

二、水质良好

在饮水水源选择工作中，卫生部门应该对可能选用的水源进行卫生学调查，并在一年时间内按照不同水期或季节在不同地点进行水质的理化和微生物检验，并结合卫生学调查对水源水质进行卫生学评价。

选择水源的工作中，应特别注意地方性水质特征，如高氟水、高砷水、高铁、锰地下水地区，以及高浊度的地表水等。在水源选择时，应考虑拟选水源的水质特征所需处理工艺的技术经济可行性，合理选择水源。

在一般情况下，符合卫生要求的地下水宜优先考虑为生活饮用水的水源。地下水尤其是深层地下水的水质一般较好，水量稳定和不易污染。选择地表水源时，应考虑水质稳定性，优先选择水质季节变化不大的地表水。

三、便于防护

水厂虽有完善的净化处理工艺和严格操作制度，但若水源的卫生防护条件不好也可受到工业废水和生活污水的污染而无法确保饮用水水质。因此，必须调查水源周围的卫生和污染状况，优先选择便于设置和实施卫生防护措施的水源。选定水源后应划定水源卫生防护范围，采取保护水源、防止污染的预防性措施。集中式供水水源的卫生防护通常包括两个方面：一是在水源取水点和水厂生产区周围建立卫生防护带；二是在水源集水区域内做好环境保护工作。

四、技术经济合理和可行

选择水源时,在分析比较各个水源的水量和水质的基础之上,可进一步结合水源水质和取水、净化、输水等具体条件,考虑建设和经常性费用是否经济,施工、运输、管理维护是否方便等方面。

第三节　水　质　净　化

水质净化处理技术,对防止介水传染病、预防环境污染危害及生物地球化学性疾病均有着重要作用。常用的净化处理技术主要包括混凝、沉淀、过滤。通过净化处理,可以除去95% 以上的细菌、虫卵和肉眼可见物。现将其基本原理和要求概要介绍如下。

一、混凝

(一) 混凝的原理

投加混凝剂以后,水中胶体粒子以及微小悬浮物的聚集过程称之为混凝。地表水中常含有各种悬浮物和胶体物质,在静水中的沉降速度与颗粒的形状、大小、比重、水温等因素有关。颗粒细小的悬浮物所受的摩擦力较大,因而沉降相对较慢。一般而言,颗粒比重越大,沉降越快。颗粒小到一定程度的悬浮物,其自然沉降极小。天然水中经常含有硅酸,极细小的黏土和腐殖质等胶体物质,因这些胶体粒子均带有负电荷,彼此互相排斥难以形成较大的颗粒则更不易沉淀。因此,常采用混凝的方法来处理水。

混凝可分为混合和絮凝两个阶段。混合阶段主要靠机械或水力搅拌使颗粒碰撞凝聚,使混凝剂快速均匀地分散于水中,发生水解。絮凝阶段是絮凝剂与水中悬浮物和胶体发生聚合,形成大的絮凝体,使颗粒脱稳。水处理中的混凝现象比较复杂,不同类型的混凝剂及其作用机制有所不同。

(二) 混凝剂

为保证生产饮用水的安全性,用于饮用水处理的混凝剂应满足效果好、对人体健康无害、使用方便、来源充足和价格低廉的基本要求。目前使用的混凝剂种类不少于 300 种,按照其化学成分可分为无机和有机两大类。无机混凝剂的品种较少,目前主要是铁盐和铝盐及其化合物,在水处理中应用最多。有机混凝剂的品种繁多,主要是高分子物质,也可作为助凝剂使用。常用的混凝剂见表 15。

(三) 助凝剂

为提高低温或低浊度水的混凝效果,常用方法是增加混凝剂投加量、调节水的 pH 值或投加高分子助凝剂。水处理厂常用的助凝剂有:骨胶、聚丙烯酰胺及其水解产物、活化硅酸和海藻酸钠等。一般分为四大类：①pH值调节：常用石灰水和氢氧化钠等；②矾花核心类：常用投加黏土和活化硅酸的方法，可用于增加矾花密度，利于下沉；③氧化剂类：可破坏影响凝聚的有机物，并将二价铁氧化为三价铁，以促进凝聚作用，如前加氯等；④高分子化合物类：在处理高浊度水时用作助凝剂，效果特别显著，如聚丙烯酰胺。

表 15　常用混凝剂

种类	名称	化学式
铝盐系列	硫酸铝	$Al_2(SO_4)_3 \cdot 18H_2O$
		$Al_2(SO_4)_3 \cdot 14H_2O$
	明矾	$KAl(SO_4)_2 \cdot 12H_2O$
		$NH_4 \cdot (SO_4)_2 \cdot 12H_2O$（铵矾）
	聚合氯化铝（PAC）	〔$Al_2(OH)_nCl_{6-n}$〕$_m$ 式中，n=1~5，m≤10
	聚合硫酸铝（PAS）	〔$Al_2(OH)_n(SO_4)_{3-n/2}$〕$_m$
铁盐系列	三氯化铁	$FeCl_3 \cdot 6H_2O$
	硫酸亚铁	$FeSO_4 \cdot 7H_2O$
	聚合硫酸铁（PFS）	〔$Fe_2(OH)_n(SO_4)_{3-n/2}$〕$_m$
	聚合氯化铁（PFC）	〔$Fe_2(OH)_nCl_{6-n}$〕$_m$ 式中，n=1~5，m≤10
有机混凝剂	聚丙烯酰胺（PAM）	$(C_3H_5NO)_n$

（四）影响混凝效果的因素

1. 水温　水温对混凝效果有明显影响。我国寒冷地区，冬季地表水温度有时低至0~2℃，尽管投加大量混凝剂也效果不佳，絮凝体形成缓慢，絮凝颗粒细小、松散。其主要原因是：①无机盐混凝剂水解是吸热反应，低温水混凝剂水解困难，特别是水温低至10℃时硫酸铝的水解常数约降低2~4倍；当水温低至5℃左右时，硫酸铝水解速度已经极其缓慢；②低温水的黏度大减弱了水中杂质颗粒布朗运动强度，使其碰撞机会减少，不利于胶粒脱稳凝聚。同时，水的黏度大时，水流剪力增大也影响絮凝体的成长；③水温低时，增强的胶体颗粒水化作用妨碍了胶体的凝集。而且水化膜内的水由于黏度和重度增大，影响了颗粒之间的黏附强度；④水温低时，水pH值提高，可提高混凝效果。

2. 水的pH值　水的pH值对混凝效果的影响程度视混凝剂品种而异。对于硫酸铝而言，水的pH值直接影响Al^{3+}的水解聚合反应，亦即影响铝盐水解产物的存在形态。用以去除浊度时，最佳pH值在6.5~7.5。絮凝作用主要是氢氧化铝聚合物的吸附架桥和羟基配合物的电性中和作用；用以去除水的色度时，pH值在4.5~5.5。采用三价铁盐混凝剂时，由于Fe^{3+}水解产物溶解度比Al^{3+}小，且氢氧化铁并非典型的两性化合物，故适用的pH值范围较宽。用以去除水的浊度时，pH值在6.0~8.4；用以去除水的色度时，pH值在3.5~5.5。

高分子混凝剂的混凝效果受水的pH值影响较小。例如聚合氯化铝在投入水中前聚合

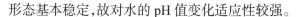

形态基本稳定,故对水的 pH 值变化适应性较强。

3. 水中悬浮物浓度 促使杂质颗粒之间或其与混凝剂之间发生絮凝,使颗粒相互碰撞是一个必要条件。推动水中颗粒相互碰撞的动力有两方面:一是颗粒在水中的布朗运动所造成的颗粒碰撞聚集称异向絮凝,二是在水力或搅拌作用下所形成的流体运动造成的颗粒碰撞聚集称同向絮凝。

水中的悬浮物浓度很低时,颗粒碰撞速率大大减小,混凝效果差。为提高低浊度水的混凝效果,通常采取以下措施:①在投加铝盐或铁盐的同时,投加高分子助凝剂,如活化硅酸或聚丙烯酰胺等;②投加矿物颗粒(如黏土等)以增加混凝剂水解产物的凝结中心,提高颗粒碰撞速率并增加絮凝体密度。如果矿物颗粒能吸附水中的有机物,效果更好,且能达到同时部分去除有机物的效果;③采用直接过滤法,即原水投加混凝剂后直接进入滤池过滤;滤料(砂和无烟煤)即成为絮凝中心。如果原水悬浮物含量过高,如我国西北、西南地区的高浊度水源,为使悬浮物达到吸附电中和脱稳作用,所需铝盐或铁盐混凝剂量应增加。聚合氯化铝作为处理高浊度水的混凝剂也可获得较好的效果。

二、沉淀

沉淀是使原水中的泥沙或絮凝后生产的絮体依靠重力作用,从水中分离而使混水变清的过程。沉淀的方式包括自然沉淀和絮凝沉淀。自然沉淀一般用于含砂量较高的原水的预处理,去除比重较大的泥砂杂质。絮凝沉淀用于处理加过絮凝剂,并且完成了絮凝过程的原水。沉淀过程在沉淀池中完成。传统的沉淀池按照池中水流方向分为平流式、竖流式、辐流式几种。平流沉淀池效果稳定,缺点是占地面积较大。目前采用比较普遍的是斜管(板)沉淀,因其占地少、沉淀效率高,适用于各种规模的水厂。

三、过滤

过滤一般是指以石英砂等粒状滤料层截留水中悬浮物质,从而使水澄清的工艺过程。该过程可去除沉淀池出水中残留的细小悬浮颗粒及微生物。当原水的浊度很低时可直接过滤(低于 20 NTU)。在常规水处理过程中,滤池通常置于沉淀池或澄清池之后。其方法是使水通过单层或多层滤料,达到吸附、截留水中杂质过滤的功效,不仅在于进一步降低水的浊度,而且水中有机物、细菌乃至病毒等将随水的浊度降低而被部分去除,使后续消毒工艺的效率大大提高。在原水水质较好时,可以直接过滤或投加絮凝剂后直接进入滤池(称为接触过滤)。

滤池有普通快滤池、重力式无阀滤池、虹吸滤池和 V 型滤池等形式。普通快滤池由人工控制滤料的冲洗,虹吸滤池、无阀滤池、移动罩滤池等可以根据过滤水头损失的大小实现自动反冲洗。滤池的过滤作用由滤料实现,过滤过程中,滤料会吸附饱和或板结。为保证过滤效果,滤料必须定时反冲洗。一般采用单纯水冲洗、气水反冲洗或水冲与气水反冲洗结合的方式。

滤池的滤料常用的有石英砂、无烟煤和重质矿石等,根据需要可采用单层、双层、三层或均质滤料。用颗粒活性炭作为滤料的活性炭滤池,常用作常规处理后的深度处理形式,以吸附去除消毒副产物,滤料上的生物膜还可以去除一些有机物、氨氮、铁锰等。

第四节　饮用水消毒

饮用水消毒是水处理的最后环节,是预防肠道传染病、保障饮用水安全的重要手段。饮用水消毒的方法可分为物理法和化学法两大类,在集中式供水工程中以化学消毒的应用最为广泛。

一、氯制剂

氯制剂应用于饮水消毒具有很长的历史。液氯以其氧化性强、广谱杀菌性以及价格便宜的优点,成为目前应用最多的饮用水消毒剂。由于水中氨的存在或外加氨与氯结合后生成氯胺,以其释放慢、持续消毒效果好,也在集中式供水的消毒中较为常用。近些年来,次氯酸钠作为饮用水消毒也有较好的发展趋势,其储存和应用条件较液氯简单,适宜在中小型水厂使用。

1. 消毒原理　氯制剂消毒主要是通过消毒药剂的有效成分发生水解反应生成次氯酸,次氯酸具有强氧化性,可以杀灭细菌。次氯酸是很小的中性分子,能扩散到带负电的细菌表面,穿透细菌的细胞壁到菌体内起氧化作用,破坏细菌的酶系统而致细菌死亡,但是对于水中的病毒、寄生虫卵的杀灭效果较差,需要在较高值(消毒剂浓度乘以接触时间)才能达到理想的灭活效果。

2. 氯化消毒剂的选择

(1)液氯:液氯一般为高压钢瓶盛装,采用计量泵或加氯机投加。液氯作为消毒剂的历史悠久,其消毒效果好,成本低,目前仍是使用最多的饮用水消毒剂。液氯的消毒效果和投加量的控制以消毒剂接触水后30分钟的游离氯为指示指标,《生活饮用水卫生标准》要求控制在 0.05~0.8mg/L 的范围内。游离氯过低有二次污染的风险,游离氯过高除了产生令人不悦的气味之外,还有消毒副产物的风险。

由于氯在水中的反应是相当复杂的,它不仅可以起氧化反应,还可与水中天然存在的有机物起取代或加成反应,产生各种氯化消毒副产物。研究发现,在饮用水预加氯和消毒工艺过程中氯可与水中某些有机物如腐殖酸、富里酸等发生氧化反应,同时发生亲电取代反应,产生挥发性和非挥发性的氯化有机物,这些氯化副产物有许多具有致癌性或致突变性。因此,在选择液氯作为消毒剂时,应充分评估原水水质特征,如需应用于前体物含量较高的水源时,应在预处理或深度处理时增加去除工艺。

(2)次氯酸钠:次氯酸钠在饮水消毒中的原理与液氯一样。次氯酸钠可以采用电解饱和食盐水的方法现场制备,也有采用次氯酸稳定溶液活化后制得。由于其制备简单,原料易获得,适宜用于中小型村镇供水。次氯酸钠消毒的评估指标与液氯一样,以水中游离氯的浓度为指示。

(3)氯胺:氯胺消毒作用缓慢,一般不单独使用。但是,氯胺能避免或减缓氯与水中有机污染物质的某些化学反应,从而使消毒后水中氯化副产物的生成量显著降低,同时氯胺在控制管网中细菌的再次繁殖和生物膜也比氯更为有效。因此,氯胺与氯联用的消毒方式被认为能更有效地控制三卤甲烷类消毒副产物。

现有研究显示,用氯胺消毒的出厂水中卤乙酸的产生量可减少 90%,三卤甲烷的产生量可减少 70%。一般认为,对于严重污染且有机卤化物含量较高的原水,或水厂的供水管网较长,水流在管中停留时间大于 12 小时,较适合采用氯胺消毒。然而,氯胺消毒对水中的贾第虫和隐孢子囊的去除效果却不能令人满意。

(4)二氯异氰尿酸钠:二氯异氰尿酸钠属于氯化羟嗪类钠盐,是水中游离氯的主要来源,能形成次氯酸,发挥或维持杀菌作用。作为一种稳定的氯源,二氯异氰尿酸钠广泛用于游泳池和食品行业的消毒,一般不用于生活饮用水的消毒。但是,在紧急状况下,二氯异氰尿酸钠可作为临时供水或应急供水的消毒剂。

多数氯化消毒副产物具有健康风险,部分被列入 ⅡA 或 Ⅲ 类致癌物。由于常规处理工艺对氯化消毒副产物不能有效去除,因此在使用氯制剂进行预氯化时,应考虑氯化消毒副产物的健康风险。应积极寻找安全高效的氯化消毒剂及其替代品,以提高其安全性。目前,二氧化氯、臭氧和氯胺已被美国列为可替代氯的消毒剂。

二、二氧化氯

二氧化氯能较好杀灭细菌、病毒且不损伤动植物,杀菌作用持续时间长,兼除臭、去色等特点。二氧化氯是一种强氧化剂,对细菌的细胞壁有较好的吸附和穿透性能,可以有效地氧化细胞酶系统,快速地控制细胞酶蛋白的合成。因此,在同样条件下,对大多数细菌表现出比氯更高的去除效率,是一种较理想的消毒剂。

除上述优点外,二氧化氯几乎不与水中的有机物作用而生成有害的卤代有机物,但还原产物为亚氯酸根。亚氯酸盐也是采用二氧化氯消毒应关注的副产物之一。我国现行《生活饮用水卫生标准》(GB 5749—2006)要求氯酸盐和亚氯酸盐的浓度不超过 0.7mg/L。

二氧化氯成本较氯高,不易压缩储存,一般采用现场制备。我国现场制备二氧化氯一般采用氯酸盐与盐酸或亚氯酸盐与盐酸反应制备。氯酸盐与盐酸反应制备产生二氧化氯和氯的混合物,其中二氧化氯与氯的质量比要求大于 0.9。亚氯酸盐与盐酸反应制备的二氧化氯,其产物中二氧化氯纯度应大于 95%。二氧化氯制备的过程中应注意原料的存储条件,定期对原料的纯度进行检测,调整原料配比,此外还应控制好反应温度等条件。

二氧化氯消毒的还原产物为亚氯酸根,反应混合物中常常也含有一定量的氯酸盐和亚氯酸盐。氯酸盐和亚氯酸盐超标是我国村镇采用二氧化氯消毒水厂的主要超标消毒副产物。氯酸盐和亚氯酸盐是二氧化氯的主要水解产物和还原产物。一项研究在耗氧量不同的水样中加入不同量的二氧化氯浓溶液发现亚氯酸盐的浓度与耗氧量有关。耗氧量为 5mg/L

时,反应产生的亚氯酸盐浓度最大,耗氧量大于 5mg/L 时,反应产生的亚氯酸盐浓度无显著增加。尽管以往认为二氧化氯消毒不会产生卤代烃类副产物,近年来一些研究发现,二氧化氯在对溶解性总有机碳在 3mg/L 左右的原水消毒时,二氧化氯消毒产生的卤乙酸量在 1.8~3.5μg/L,并在溴化物存在的情况,发生一定的溴取代反应。因此,二氧化氯消毒在应用于地表水消毒时,具有一定的健康风险,应在对影响因素进行充分评估后选定。

三、臭氧消毒

臭氧消毒是通过活性氧原子氧化破坏微生物的结构,达到消毒的目的。其优点是杀菌效果好、用量少、作用快,能同时控制水中铁、锰、色、味、臭。可将氰化物、酚等有毒有害物质氧化为无害物质;可氧化臭味和致色物质,从而减少臭味和色度;可氧化溶解性铁和锰,形成不溶性沉淀易于过滤清除;可将生物难分解的大分子有机物氧化分解为易于生物降解的小分子有机物。

臭氧与有机物反应生成不饱和醛类、环氧化合物等有毒物质,在原水含有溴化物时,臭氧处理会产生致癌性副产物,主要是三溴甲烷、乙腈氰甲烷、1,1-二溴酮、溴乙酸等有机性副产物和溴酸盐、次溴酸、次溴离子等无机性副产物(表 16)。

表 16　化学消毒剂消毒饮用水后水中消毒副产物

消毒剂	主要有机卤代产物	主要无机产物	主要非卤代产物
液氯 / 次氯酸盐	三卤甲烷类、卤乙酸类、卤乙腈类、水合氯醛、三氯硝基甲烷、氯酚类、N 氯胺类、卤代呋喃酮类、溴醇类	氯酸盐(使用次氯酸盐消毒时多见)	醛类、氰基烷酸类、链烷酸类、苯、羧酸类、N-亚硝基二甲胺(NDMA)
二氧化氯		亚氯酸盐,氯酸盐	尚未完全研究
氯胺	卤乙腈类、氯化氰、有机氯胺类、氯代氨基酸类、水合氯醛、卤代酮类	硝酸盐,亚硝酸盐,氯酸盐,肼	醛类,酮类,NDMA
臭氧	三溴甲烷,一溴乙酸,二溴乙酸,二溴丙酮,溴化氰	氯酸盐,碘酸盐,溴酸盐、过氧化氢,次溴酸,环氧化物,臭氧化物	醛类,酮酸类,酮类,羧酸类
二氯异氰尿酸钠	与自由氯 / 次氯酸(次氯酸盐)类似		三聚氰酸

四、紫外线消毒

紫外线技术是 20 世纪 90 年代兴起的一种快速、经济的高效消毒技术。它是利用特殊设计的高效率、高强度和长寿命的波段(110~280nm)紫外光发生装置产生紫外辐射,用以杀灭水中的各种细菌、病毒、寄生虫、藻类等。其机制是一定剂量的紫外辐射可以破坏生物细胞的结构,通过破坏生物的遗传物质而杀灭水生生物,从而达到净化水质的目的。

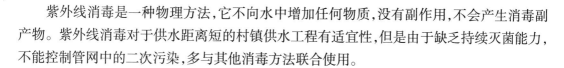

紫外线消毒是一种物理方法,它不向水中增加任何物质,没有副作用,不会产生消毒副产物。紫外线消毒对于供水距离短的村镇供水工程有适宜性,但是由于缺乏持续灭菌能力,不能控制管网中的二次污染,多与其他消毒方法联合使用。

五、其他消毒技术

随着科技的进步,饮用水消毒技术发展很快。目前,自来水生产企业和相关科研机构,应用或尝试的方法有 10 余种,主要包括膜过滤技术、光氧化技术、光催化氧化技术、银离子消毒、超临界水氧化、湿式催化氧化法、超声氧化法、微波消毒、高锰酸钾氧化、电化学氧化、Fenton 反应等。其中,高锰酸钾可以作为预氧化措施,在控制卤代消毒副产物和微囊藻毒素方面有较多的应用。膜处理技术是物理处理技术,利用膜的选择通过性将微生物与水分离。膜处理技术在直饮水、包装水的消毒中有广泛的应用,但在集中式供水设施中的应用还非常有限。

第五节　水质特殊处理

一、除藻

湖泊水库等水体接纳的氮、磷物质量大,水体营养化程度高,在温度较高的夏秋季节,水体中藻类繁殖生长旺盛,多以红藻和蓝绿藻为主。水源藻类对饮水安全是重要的威胁,主要表现为:①滤池等流速较慢的构筑物中藻类大量繁殖,造成滤料的堵塞和池壁附着物增多;②造成清水池、管网等储水和配水设施中的卫生条件恶化、余氯消耗快、水质恶化;③藻细胞破裂释放出藻毒素,直接危害人体健康等。为了降低藻类对水处理以及人群健康的威胁,在采用含藻水为原水时,应采用强化常规处理工艺,必要时还应该增加有效的预处理和深度处理,以确保处理工艺的正常运行和水质的安全。

(一) 折点加氯

游离余氯消毒的过程折点加氯是指加氯量超过氧化水中所有氯消耗物质所需的反应量,使余氯全部的为游离性余氯的加氯方式。这时的消毒效果最为稳定和可靠,加大反应池前的加氯量,以氧化水中的有机物,杀灭藻类。这是一种较为简单的能快速杀藻的方法。能有效地杀灭藻类,抑制藻类产生和繁殖。

(二) 预氯化

使用二氧化氯、高锰酸钾或液氯在原水常规处理前进行预氧化处理,可以杀灭藻类,有效地控制藻类繁殖,降低矾耗,改善水质。但是,在原水的腐殖酸和富里酸等前体物质大量存在的时候,前加氯易造成卤代烃等氯化副产物大大增加。这种情况下,优先选用高锰酸钾和二氧化氯。

(三) 强化混凝

改变混凝条件,调整 pH 值、改善水力条件、加入凝聚核或助凝剂等,促进混凝效果的方式都属于强化混凝技术。在助凝剂的选用上,应以阳离子型助凝剂,如二甲基二烯丙基氯化铵聚合物(DMDAAC)和阳离子聚丙烯酰胺(CPAM)。阳离子型线型高分子聚合物溶于水后,可借助聚合物本身含有的阳离子基团和活性吸附基团,对悬浮胶粒和含负电荷的物质,通过电中和及吸附架桥等作用使之失稳、絮凝。根据试验效果可采取一种或几种强化混凝的方式,改善除藻效果。

(四) 粉末活性炭预处理

活性炭是用无烟煤、褐煤、果壳或木屑等多种原料经炭化和活化过程制成的黑色多孔颗粒,其主要特征是比表面积大和孔隙率高。粉末活性炭的粒径为 10~50μm 在混凝。其用法为将粉末活性炭和混凝剂同时连续投加于原水中,投加量根据试验确定,宜为 5~20mg/L。粉末活性炭经混合、吸附水中有机物和无机杂质后,黏附在絮体上的炭粒大部分在沉淀池中成为污泥排出。粉末活性炭可强化反应沉淀池对藻类的去除,并能去除异臭异味。在藻类繁殖季节或水质发生有机污染、恶化时,粉末活性炭均可以作为有效的应急水处理措施。

二、水质深度净化

水质深度处理通常指在常规处理工艺以后,采用适当的处理方法,将常规处理工艺不能有效去除的污染物或消毒副产物的前体物加以去除,提高和保证饮用水质。较之传统工艺,深度处理成本大,代价高。深度处理国外应用较为普遍,我国尚处于起步阶段。常用深度处理技术主要包括:

(一) 活性炭滤池

活性炭吸附是有效去除水的臭味、天然和合成溶解有机物、微污染物的工艺,对大部分的有机物分子、芳香族化合物、卤代烃等都有较好的吸附作用,可去除腐殖质。活性炭滤池是将颗粒活性炭作为滤料的一种滤池,可单独设置在滤池后端,有时也以炭柱、炭床等形式应用。活性炭滤池的设计滤速可为 6~8m/h,炭层厚度可为 1.0~1.2m;当有条件加大炭层厚度时,滤速和炭层厚度可根据接触时间要求适当提高。水与颗粒活性炭层的接触时间应根据现场试验或水质相似水厂的运行经验确定,并不宜小于 7.5 分钟。吸附饱和的活性炭要经过再生后回用。

(二) 臭氧——生物活性炭

臭氧生物活性炭是当前国内外饮用水深度处理的主流工艺之一。臭氧生物活性炭技术是将臭氧化学氧化、活性炭物理化学吸附、生物氧化降解进行联合使用。在生物活性炭吸附前增设臭氧预氧化,不仅可以初步氧化水中的有机物及其他还原性物质,以降低生物活性炭滤池的有机负荷,还可以使部分难生物降解有机物转变为易生物降解物质,从而提高生物活性炭滤池进水的可生化性。研究发现采用臭氧化工艺对三卤甲烷、卤乙酸的前体物有较好地去除效果,生物活性炭工艺对卤乙酸的前体物有较好去除效果。可去除氯化副产物及氨氮、亚硝酸盐,从而减轻后续工艺负担,并提高处理效率。臭氧 - 生物活性炭还被用于处理

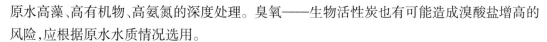

原水高藻、高有机物、高氨氮的深度处理。臭氧——生物活性炭也有可能造成溴酸盐增高的风险,应根据原水水质情况选用。

(三) 膜处理

超滤、微滤和纳滤方法能有效去除水中臭味、色度、消毒副产物前体物、悬浮物、胶体、大分子有机物、细菌与病毒等,对于改善水质有明显作用。膜处理对于进水水质有一定要求,否则易造成膜堵塞或破损。膜处理在对我国水质要求较高的集中式供水系统中已有使用,此外,在家庭饮水的处理中膜处理工艺也有广泛的应用。

电渗析和反渗透也是膜处理技术之一,主要用于海水淡化。在村镇供水中,电渗析和反渗透对于苦咸水的处理有很好的效果,并能有效地去除水中的金属离子。缺点是能耗较高。

三、地下水硝酸盐的去除

2020 年,我国以地下水为水源的供水量达 892.5 亿 m^3。硝酸盐是我国地下水的主要污染指标,在华北、西北等地区均有分布。"十一五"以来,在环渤海区域地下水的调查发现,该区域地下水硝酸盐污染较为严重。硝酸盐污染的来源主要有两类:一种是生活污水排放,通过地表渗透污染地下水。如城市化粪池、污水管的泄漏以及垃圾堆放的雨水淋溶等,污染源具有点源污染的特征。另一种主要是农耕面源污染,施用的氮肥溶解于地表水后渗透地下,造成农耕区地下水硝酸盐的含量超标。此外,由于地质特征也导致部分地区存在地下水硝酸盐较高。

硝酸盐的处理有两类方法,一是物理化学方法,包括离子交换、电渗析、反渗透等;二是生物处理的方法,生物反硝化和化学反硝化。根据原水硝酸盐浓度、运行管理的可行性等选择不同工艺,以去除地下水中的硝酸盐。电渗析和反渗透的原理与上述其他膜处理一样,是质液分离的原理。反渗透和电渗析等膜法可用于深度处理地下水。反渗透法不仅可以去除地下水中 NO_3-N,还可同时去除 Cl^-、SO_4^{2-}、Ca^{2+}、Mg^{2+} 等。

(一) 离子交换

常规的离子交换工艺包括用氯离子型和重碳酸根离子型树脂进行 NO_3^- 阴离子交换等。此法要耗用大量再生药剂,而排放时又会引起二次污染。

(二) 生物脱氮反硝化

在缺氧状态下,反硝化细菌将硝酸盐和亚硝酸盐中的 N 还原成 N_2,并以气体的形式排出,以达到去除的目的。反硝化菌为异养型微生物,多属于兼性细菌,在缺氧状态时,利用硝酸盐中的氧作为电子受体,以有机物作为电子供体,提供能量并被氧化稳定。生物脱氮具有高效低耗的特点,已受到较广泛的关注。生物反硝化过程包括异养反硝化和自养反硝化两类。生物脱氮对运行管理的要求较高,影响反硝化过程的因素包括温度、pH 值、水中有机物与氮的比值(碳氮比)等。生物脱氮方法是生活污水处理常用的工艺之一。

(三) 化学反硝化

化学反硝化是利用一定的还原剂还原地下水中的硝酸盐从而去除硝酸盐。与生物反硝化相比,化学反硝化法有潜在的两个优势:其一是单位体积反应器的脱硝速度比生物反硝化法快得多;其二工艺简单,对运行管理的要求低。化学反硝化主要包括以下技术方式。

1. 金属反硝化 一些金属(如 Al、Fe、Cd 等)在碱性环境中可对 $NO_3\text{-}N$ 进行还原。其中的纳米铁粉(1~100nm)可以将 $NO_3\text{-}N$ 还原为 N_2,反应后的水中几乎没有其他中间产物和 $NH_4\text{-}N$。该反应在室温条件下反应迅速、脱硝完全,且无需要调节 pH 值。如果纳米铁粉的成本不太高,此方法应有相当的应用前景。

2. 催化反硝化 以 H_2 为还原剂,在负载型的二元金属催化剂(如 $PdCu\text{-}Al_2O_2$)的作用下,将 $NO_3\text{-}N$ 还原。催化剂多为贵金属,如 Pd、Pt、Rh、lr、Ru 等。催化反应在消除污染方面具有高效性和彻底性等优点,近年已引起国内外学者的广泛关注。在催化剂存在的前提下,利用清洁无害的 H_2 作为还原物质,可将 $NO_3\text{-}N$ 还原成 N_2 或 $NH_4\text{-}N$。催化反硝化方法理论上可以使 $NO_3\text{-}N$ 完全转化为 N_2,且在地下水的水温下即可进行,并且催化活性比生物反硝化酶的活性高得多。以 H_2 为还原剂不会对被处理水产生二次污染。因此这一工艺原理受到密切关注,被一些学者认为是最有发展前景的地下水脱氮工艺。

第六节 防止二次污染

二次污染指生活饮用水从出厂后,在管道输送、蓄水池储存过程中由于管道和构筑物沉积物和附着物污染、余氯消耗后水质自身的恶化及其外来侵入性污染等原因造成的水质感官指标、化学指标和微生物指标的恶化。村镇供水虽然供水范围小、供水距离短,但仍然存在二次污染的问题。随着城乡一体化供水的发展,村镇供水的二次污染问题应引起足够的重视。据相关调查结果,村镇供水微生物指标超标率较出厂水高 2%~3%。

一、二次污染的成因

(一) 消毒剂消耗

如前所述,消毒剂的投加有两大作用,一是杀灭水中致病微生物,二是维持一定的余氯,防止水质恶化。当消毒剂投加量不足,或各种原因导致的消毒剂消耗后,水中的微生物大量繁殖后造成水质恶化。

(二) 输配水管网

输配水管是直接接触水的材料,管网内环境是二次污染的主要因素。使用时间较长的金属管道内部,会造成一定腐蚀,当水的酸碱度发生变化时,腐蚀物可能会脱落或溶解,导致水的颜色变化。铸铁管道常见此类污染。管道与水长期接触的表面普遍存在着微生物生长繁殖所形成的生物膜,它是微生物及其胞外聚合物与水中的有机物、无机物相互黏合,形成的聚合体系。管壁生物膜中含有细菌、病毒、真菌、原生动物和无脊椎动物等,会造成色度、浊度的升高,致病菌加速繁殖,以及加速管道的腐蚀。管道腐蚀层和生物膜可为微生物提供有效保护,增加冲洗、消毒去除的难度。长期使用的管道除生物膜和腐蚀物的影响外,生物

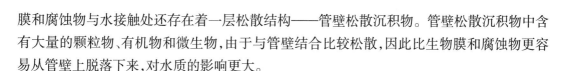

膜和腐蚀物与水接触处还存在着一层松散结构——管壁松散沉积物。管壁松散沉积物中含有大量的颗粒物、有机物和微生物,由于与管壁结合比较松散,因此比生物膜和腐蚀物更容易从管壁上脱落下来,对水质的影响更大。

配水过程中的外来污染物也是二次污染的主要因素。当管道发生负压或低压时,埋地管道周围的地下水和污染物可能通过破损的管道和配件进入管网,造成污染。常见的污染物包括生活污水、垃圾渗滤液、地表冲刷物、农田灌溉污水等。此外,管道材质本身也可能是二次污染的成因。不符合卫生学要求的管道、配件和黏结剂在水的浸泡中,可能溶出有毒有害物质,危害水质安全和人群健康。

(三)蓄水池水力条件

当蓄水池容积过大时,停留时间过长,导致消毒剂消耗后水质恶化是村镇供水水质二次污染的重要因素。由于一些村镇供水规模较小,且有条件建造较大的蓄水构筑物,片面地认为蓄水量大更能保证水量安全,但忽视了水质安全。此外,蓄水设施的水力条件也是二次污染的影响因素,包括流速、池壁粗糙度等。未做内衬处理的混凝土蓄水池的使用时间越长,表面腐蚀后增加池壁粗糙系数,为细菌和有机物的附着提供了条件。流速较慢的蓄水池,水中的杂质更易沉淀,在池底形成沉积物,如不及时清理也会导致二次污染。

(四)卫生防护

输配水过程中未按照相关要求设置卫生防护措施是造成二次污染的重要原因,如通气孔未加装防护网,溢流管采用直排,管道和蓄水构筑物卫生防护距离内的污染源未得到有效清除等。

二、防治措施

二次污染的发生可能导致前序经良好处理的生活饮用水达不到卫生要求,严重时甚至可能引发公共卫生事件。因此,应在设计、运行和管理等各环节严格实施二次污染防治措施。

(一)合理设计储水构筑物

网前调节构筑物的停留时间应满足消毒剂接触时间的要求,同时也不应过大造成上述消毒剂过量消耗的情况。《村镇供水工程设计规范》规定,单独设立的清水池或高位水池的有效容积,Ⅰ~Ⅲ型工程可为最高日用水量的15%~25%,Ⅳ型工程可为25%~40%,Ⅴ型工程可为40%~60%。同时设置清水池和高位水池时,应根据各池的调节作用合理分配有效容积,清水池应比高位水池小,可按最高日用水量的5%~10%计算。水塔的有效容积可按最高日用水量的10%~15%计算。如供水系统中有多个储水设备,应合并计算。圆形蓄水池容积超过200m³、矩形蓄水池容积超过100m³的宜设导流墙,防止发生短流,造成死水区,同时还可提高流速,减少沉积物。

(二)卫生防护和运行维护

水厂生产区外围30m范围内应保持良好的卫生状况,不得设置生活居住区,不得修建渗水厕所和渗水坑,不得堆放垃圾、粪便、废渣和铺设污水渠道。单独设立的泵站、沉淀池和

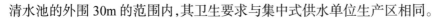

清水池的外围 30m 的范围内,其卫生要求与集中式供水单位生产区相同。

供水管道应避免穿越如农田等污染及腐蚀性区域,如无法避免,应加装防护套管。给水管道与雨水和污水管道交叉时,给水管道应布设在上方,且垂直间距不少于 1.0m,接口处不重合。调节构筑物的通气孔、溢流管和检修孔应有防止雨水、杂物、动物、蚊虫进入池内的措施;溢流管、排空管应有妥善的排水出路。

管道应定期冲洗和消毒,减少沉积物和管壁附着物对水质的影响。调节构筑物应每半年清洗消毒一次。

第六章

水质检测方法及仪器设备

第一节 常用分析方法

一、分析方法

(一) 滴定法

1. **适用范围** 总硬度、耗氧量、氯化物、硫化物、亚氯酸盐、二氧化氯、臭氧、氯酸盐。

2. **样品要求** 水样(50~100ml)。

3. **特点** 简单、快速、准确、灵敏度较低、选择性较差,基体干扰。

4. **发展趋势** 自动滴定。

(二) 重量法

1. **适用范围** 溶解性总固体。

2. **样品要求** 水样(50~100ml)。

3. **特点** 简单、准确、灵敏度低、费时。

4. **发展趋势** 电导率测定法。

(三) 电极法

1. **适用范围** pH 值、氟化物。

2. **特点** 简单、快速、准确、灵敏。

(四) 仪器分析

二、仪器分析

(一) 分光光度法(可见 / 紫外)

1. **适用范围** 铬(六价)、阴离子合成洗涤剂、余氯、一氯胺、臭氧、二氧化氯、甲醛、硫酸盐、氟化物、硝酸盐氮、挥发酚类、氰化物、砷、氨氮、硫化物、硼、氯化氰。

2. **样品要求** 水样(直接、蒸馏、萃取,10~50ml 水样)。

3. **特点** 简单、快速、准确、灵敏度较低、选择性较差,基体干扰。

4. **仪器** 分光光度计(可见 / 紫外)。

5. **发展趋势** 流动注射分析(挥发酚类、氰化物)。

(二) 离子色谱法

1. **适用范围** 氯化物、硫酸盐、氟化物、硝酸盐、溴酸盐、亚氯酸盐、氯酸盐、二氯乙酸、三氯乙酸。

2. **样品要求** 水样(取水样 1~2ml 过滤后直接进样)。

3. **特点** 准确、灵敏、分析速度慢、选择性好。

4. **仪器** 离子色谱色谱仪。

(三) 原子吸收法

1. **适用范围** 火焰(铁、锰、铜、锌),石墨炉(镉、铅、铝)。

2. **样品要求** 水样(直接或富集进样,1~10ml)。

3. **特点** 快速、准确、灵敏[10^{-6} (火焰)、10^{-9} (石墨炉)],选择性较好。

4. **仪器** 原子吸收分光光度计。

5. **发展趋势** ICP/MS。

(四) 原子荧光法

1. **适用范围** 砷、汞、硒。

2. **样品要求** 水样(直接,1~10ml)。

3. **特点** 快速、准确、灵敏(10^{-9})、选择性较好。

4. **仪器** 原子荧光分光光度计。

5. **发展趋势** ICP/MS。

(五) 电感耦合等离子体 / 质谱法(ICP/MS)

1. **适用范围** 金属(银、铝、砷、硼、钡、铍、钙、镉、钴、铬、铜、铁、钾、锂、镁、锰、钼、钠、镍、铅、锑、硒、锶、锡、钍、铊、钛、铀、钒、锌、汞)。

2. **样品要求** 水样(直接,1~10ml)。

3. **特点** 快速、准确、灵敏(10^{-9})、多元素同时分析、选择性较好。

4. **仪器** 电感耦合等离子体 / 质谱仪。

5. **发展趋势** 与 HPLC 或 IC 联用,元素形态分析。

(六) 气相色谱法

1. **适用范围** 热稳定性好的挥发性或半挥发性有机物(三氯甲烷、四氯化碳)。

2. **样品要求** 水样需前处理,包括萃取、分离(顶空、吹扫 - 捕集)。

3. **特点** 准确、灵敏(10^{-6} ~ 10^{-9})、选择性好、分析速度慢。

4. **仪器** 气相色谱仪(FID、ECD、FPD)。

5. **发展趋势** GC/MS。

(七) 高效液相色谱法(HPLC)

1. **适用范围** 苯并(a)芘、微囊藻毒素、莠去津、草甘膦。

2. **样品要求** 水样需前处理,包括萃取、衍生化。

3. **特点** 准确、灵敏(10^{-6}~10^{-9})、选择性好,分析速度慢。

4. **仪器** 高效液相色谱仪。

5. **发展趋势** LC/MS/MS。

(八) 气相色谱/质谱法(GC/MS)

1. **适用范围** 吹扫捕集-GC/MS(60种VOCs),固相萃取-GC/MS(100种S-VOCs)。

2. **样品要求** 水样需前处理,包括萃取、吹扫-捕集。

3. **特点** 准确、较灵敏(10^{-6})、选择性好,定性能力强,适用于复杂样品分析,分析速度慢。

4. **仪器** 气相色谱质谱联用仪。

5. **发展趋势** 高分辨GC/MS。

(九) 液相色谱-质谱-质谱(LC/MS/MS)

1. **适用范围** 微囊藻毒素-LR、丙烯酰胺、草甘膦、有机磷农药、呋喃丹。

2. **样品要求** 水样固相萃取。

3. **特点** 准确、灵敏(10^{-9})、选择性好,分析速度较慢。

4. **仪器** 液相/质谱/质谱联用仪。

5. **发展趋势** 高分辨LC/MS。

第二节 水质检测技术

一、水样的采集、运输、保存与质量控制

生活饮用水在水样采集、保存和采样质量控制应遵循基本原则、措施和要求,包含容器的准备到添加保护剂等各环节的措施以及样品的标签设计、运输、接收和保证样品保存质量的技术。

各种水质的水样,从采集到分析这段时间内,由于物理的、化学的、生物的作用会发生不同程度的变化,这些变化使得进行分析时的样品已不再是采样时的样品,为了使这种变化降低到最小的程度,必须在采样时对样品加以保护。水样出现变化的原因如下:

1. **物理作用** 光照、温度、静置或震动,敞露或密封等保存条件及容器材质都会影响水样的性质。如温度升高或强震动会使得一些物质如氧、氰化物及汞等挥发,长期静置会使$Al(OH)_3$、$CaCO_3$、$Mg_3(PO_4)_2$等沉淀。某些容器的内壁能不可逆地吸附或吸收一些有机物或金属化合物等。

2. **化学作用** 水样及水样各组分可能发生化学反应,从而改变某些组分的含量与性质。例如空气中的氧能使二价铁、硫化物等氧化,聚合物解聚,单体化合物聚合等。

3. **生物作用** 细菌、藻类及其他生物体的新陈代谢会消耗水样中的某些组分,产生一

些新组分,改变一些组分的性质,生物作用会对样品中待测的一些项目如溶解氧、二氧化碳、含氮化合物、磷及硅等的含量及浓度产生影响。

二、采样计划和准备

采样前应根据水质检验目的和任务制定采样计划,内容包括:采样目的、检测项目、采样时间、采样地点、采样方法、采样频率、采样数量、采样容器、采样体积、样品保存方法、样品标签、采样质量控制、运输工具和条件等。

(一) 采样容器

应根据待测组分的特性选择合适的采样容器。容器的材质应化学稳定性强,且不应与水样中组分发生反应,容器壁不应吸收或吸附待测组分。采样容器应可适应环境温度的变化抗震性强,采样容器的大小、形状和重量应适宜,能严密封口,并容易打开,且易清洗。对无机物、金属和放射性元素测定水样应使用有机材质的采样容器,如聚乙烯塑料容器等。对有机物和微生物学指标测定水样应使用玻璃材质的采样容器。

(二) 采样容器的洗涤

1. 测定一般理化指标采样容器的洗涤 将容器用水和洗涤剂清洗,除去灰尘、油垢后用自来水冲洗干净,然后用质量分数 10% 的硝酸(或盐酸)浸泡 8 小时,取出沥干后用自来水冲洗 3 次,并用蒸馏水充分淋洗干净。

2. 测定有机物指标采样容器的洗涤 因聚四氟乙烯外的塑料容器会对分析产生明显的干扰,故一般使用棕色玻璃瓶。用重铬酸钾洗液浸泡 24 小时,然后用自来水冲洗干净,用蒸馏水淋洗后置烘箱内 180℃烘 4 小时,冷却后再用纯化过的己烷、石油醚冲洗数次。

3. 测定微生物学指标采样容器的洗涤和灭菌

(1)容器洗涤:将容器用自来水和洗涤剂洗涤,并用自来水彻底冲洗后用质量分数为10% 的盐酸溶液浸泡过夜,然后依次用自来水,蒸馏水洗净。

(2)容器灭菌:热力灭菌是最可靠且普遍应用的方法。热力灭菌分干热和高压蒸气灭菌两种。干热灭菌要求 160℃下维持 2 小时;高压蒸气灭菌要求 121℃下维持 15 分钟,高压蒸气灭菌后的容器如不立即使用,应于 60℃将瓶内冷凝水烘干。灭菌后的容器应在 2 周内使用。

三、采集方法和采样体积

(一) 一般要求

1. 理化指标 采样前应先用水样荡洗采样器、容器和塞子 2~3 次。

2. 微生物学指标 同一水源、同一时间采集几类检测指标的水样时,应先采集供微生物学指标检测的水样。采样时应直接采集,不得用水样涮洗已灭菌的采样瓶,并避免手指和其他物品对瓶口的沾污。

3. 其他指标 采集测定有机污染物的水样时应注满容器,上部不留空间,并采用水封。含有可沉降性固体(如泥沙等)的水样,应分离除去沉积物。分离方法为:将所采水样摇匀

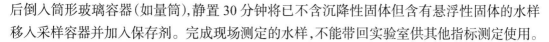

后倒入筒形玻璃容器(如量筒),静置30分钟将已不含沉降性固体但含有悬浮性固体的水样移入采样容器并加入保存剂。完成现场测定的水样,不能带回实验室供其他指标测定使用。

(二)出厂水的采集

1. 出厂水是指集中式供水单位水处理工艺过程完成的水。

2. 出厂水的采样点应设在出厂进入输送管道以前处。

3. 末梢水的采集

(1)末梢水是指出厂水经输水管网输送至终端(用户水龙头)处的水。

(2)末梢水的采集:应注意采样时间。夜间可能析出可沉渍于管道的附着物,取样时应打开龙头放水数分钟,排出沉积物。采集用于微生物学指标检验的样品前应对水龙头进行消毒。

4. 分散式供水的采集

(1)分散式供水是指用户直接从水源取水,未经任何设施或仅有简易设施的供水方式。

(2)分散式供水的采集应根据实际使用情况确定。

5. 采样体积

(1)根据测定指标、测试方法、平行样检测所需样品量等情况计算并确定采样体积。

(2)测试指标不同,测试方法不同,保存方法也就不同,样品采集时应分类采集,表17提供的生活饮用水中常规检验指标的取样体积可供参考。

(3)非常规指标和有特殊要求指标的采样体积应根据检测方法的具体要求确定水质检测。

表 17　采样容器、体积和保存方法

指标分类	容器材质	保存方法	采样体积 /L	备注
理化指标	聚乙烯	冷藏	3~5	
挥发性酚与氰化物	玻璃	氢氧化钠(NaOH),pH 值 ≥ 12,如有游离余氯,加亚砷酸钠去除	0.5~1	
金属	聚乙烯	硝酸(HNO₃),pH 值 ≤ 2	0.5~1	
汞	聚乙烯	硝酸(HNO₃)(1+9,含重铬酸钾 50g/L)至 pH 值 ≤ 2	0.2	用于冷原子吸收法测定
耗氧量	玻璃	每升水样加入 0.8ml,浓硫酸(H₂SO₄),冷藏	0.2	
有机物	玻璃	冷藏	0.2	水样应充满容器至溢液并密封保存
微生物	玻璃(灭菌)	每 125ml 水样加入 0.1mg 硫代硫酸钠除去残留余氯	0.5	
放射性	聚乙烯		3~5	

6. 水样的过滤和离心分离　在采样时或采样后不久,用滤纸、滤膜或砂芯漏斗、玻璃纤维等过滤样品或将样品离心分离都可以除去其中的悬浮物,沉淀、藻类及其他微生物。在分析时,过滤的目的主要是区分过滤态和不可过滤态,在滤器的选择上要注意可能的吸附损失,如测有机项目时一般选用砂芯漏斗和玻璃纤维过滤,而在测定无机项目时则常用 0.45μm 的滤膜过滤。

7. 样品标签　水样采集后,每一份样品都应附一张完整的水样标签。水样标签应事先设计打印,内容一般包括:采样目的,项目唯一性编号,监测点数目、位置,采样时间,日期,采样人员,保存剂的加入量等。标签应用不褪色笔填写,并牢固地粘贴于盛装水样的容器外壁上。

四、水样保存

应根据测定指标选择适宜的保存方法,主要有冷藏、加入保存剂等。水样宜在 1~5℃冷藏保存,贮存于暗处。

保存剂不能干扰待测物的测定:不能影响待测物的浓度。如果是液体,应校正体积的变化。样品保存剂如酸、碱或其他试剂在采样前应进行空白试验,保存剂的纯度和等级应达到分析的要求。保存剂可预先加入采样容器中 . 也可在采样后立即加入。易变质的保存剂不能预先添加。

1. 常用保存剂

(1)控制溶液 pH 值:测定金属离子的水样常用硝酸酸化至 pH 1~2,既可以防止重金属的水解沉淀,又可以防止金属在器壁表面上的吸附,同时在 pH 1~2 的酸性介质中还能抑制生物的活动。用此法保存,大多数金属可稳定数周或数月。测定氰化物的水样需加氢氧化钠调至 pH 12。测定六价铬的水样应加氢氧化钠调至 pH 8,因在酸性介质中,六价铬的氧化电位高,易被还原。保存总铬的水样,则应加硝酸或硫酸至 pH 1~2。

(2)加入抑制剂:为了抑制生物作用,可在样品中加入抑制剂。如在测氨氮、硝酸盐氮和 COD 的水样中,加氯化汞或加入三氯甲烷、甲苯作防护剂以抑制生物对亚硝酸盐、硝酸盐、铵盐的氧化还原作用。

(3)加入氧化剂:水样中痕量汞易被还原,引起汞的挥发性损失,加入硝酸 - 重铬酸钾溶液可使汞维持在高氧化态,汞的稳定性大为改善。

(4)加入还原剂:测定硫化物的水样,加入抗坏血酸对保存有利。含余氯水样,能氧化氰离子,可使酚类、烃类、苯系物氯化生成相应的衍生物,为此在采样时加入适当的硫代硫酸钠予以还原,除去余氯干扰。

2. 保存条件

(1)水样的保存期限主要取决于待测物的浓度、化学组成和物理化学性质。

(2)水样保存没有通用的原则。表 18 提供了常用的保存方法。由于水样的组分、浓度和性质不同,同样的保存条件不能保证适用于所有类型的样品。在采样前应根据样品的性质、组成和环境条件来选择适宜的保存方法和保存剂。

（3）水样采集后应尽快测定。pH 值、游离余氯等指标应在现场测定；其余项目的测定也应在规定时间内完成。

表 18　采样容器和水样的保存方法

项目 / 参数	采样容器	保存方法及保存剂用量	可保存时间	最少采样量 /ml
pH 值	P 或 G	冷藏	12h	250
色度	P 或 G	冷藏	12h	250
浑浊度	P 或 G	冷藏	12h	250
电导率	P 或 G	冷藏	12h	250
化学耗氧量	G	冷藏,每升水加 0.8ml 浓 H_2SO_4,pH 值≤2	24h	250
氨氮	P 或 G	冷藏,每升水加 0.8ml 浓 H_2SO_4,pH 值≤2	24h	250
亚硝酸盐氮	P 或 G	冷藏避光保存	24h,尽快测定	250
硝酸盐氮	P 或 G	冷藏避光保存,每升水加 0.8ml 浓 H_2SO_4	24h	250
氰化物、挥发酚类	G	冷藏,加 NaOH,pH 值 >12		
硼	P	水样充满容器密封	14d	100
一般金属	P	HNO_3,1L 水样中加浓 HNO_3 10ml	14d	100
六价铬	P 或 G	NaOH,pH 值 7~9	14d	250
挥发性有机物		用 1+10 HCl 调至 pH 值≤2,加入抗坏血酸 0.01~0.02g 除去残余氯;1~5 ℃避光保存	12h	1 000
卤代烃类	G	冷藏	4h	
微生物	灭菌		4h	

注:P 为聚乙烯瓶(桶);G 为硬质玻璃瓶。

五、样品管理和运输

(一)样品管理

除用于现场测定的样品外,大部分水样都需要运回实验室进行分析,在水样的运输和实验室管理过程中应保证其性质稳定、完整、不受沾污、损坏和丢失。

（1）现场测试样品:应严格记录现场水质检测结果并妥善保管。

（2）实验室测试样品:应认真填写采样记录或标签,并粘贴在采样容器上,注明水样编号、采样者、日期、时间及地点等相关信息。在采样时还应记录现场采样情况,包括采样目的、采样地点、样品种类、编号、数量、样品保存方法等。

(二)样品运输

1. 水样采集后应立即送回实验室,根据采样点的地理位置和各项目的最长可保存时间选用适当的运输方式,在现场采样工作开始之前就应安排好运输工作,以防延误。

2. 塑料容器要塞进内塞,拧紧外盖,贴好密封带,玻璃瓶要塞紧磨口塞,并用细绳将瓶塞与瓶颈拴紧,或用封口胶、石蜡封口。

3. 需要冷藏的样品,应配备专门的隔热容器,并放入制冷剂。

4. 冬季应采取保温措施,以防样品瓶冻裂。

5. 为防止样品在运输过程中因震动、碰撞而导致损失或沾污,最好将样品装箱运输。装运用的箱和盖都需要用泡沫塑料或瓦楞纸板作衬里或隔板,并使箱盖适度压住样品瓶。

第三节　质　量　控　制

一、水样采集质量控制

水样采集的质量控制的目的是检验采样过程质量,是防止样品采集过程中水样受到污染或发生变质的措施。

1. 现场空白

(1)现场空白是指在采样现场以纯水做样品,按照测定项目的采样方法和要求,与样品相同条件下装瓶、保存、运输,直至送交实验室分析。

(2)通过将现场空白与实验室内空白测定结果相对照,掌握采样过程中操作步骤和环境条件对样品质量影响的状况。

(3)现场空白所用的纯水要用洁净的专用容器,由采样人员带到采样现场,运输过程中应注意防止沾污。

2. 运输空白

(1)运输空白是以纯水做样品,从实验室到采样现场又返回实验室。运输空白可用来测定样品运输、现场处理和贮存期间或由容器带来的可能沾污。

(2)每批样品至少有一个水质检测运输空白。

3. 现场平行样

(1)现场平行样是指在同等采样条件下,采集平行双样密码送实验室分析,测定结果可反映采样与实验室测定的精密度。当实验室精密度受控时,主要反映采样过程的精密度变化状况。

(2)现场平行样要注意控制采样操作和条件的一致。对水质中非均相物质或分布不均匀的污染物,在样品灌装时摇动采样器,使样品保持均匀。

(3)现场平行样占样品总量的 10% 以上,一般每批样品至少采集两组平行样。

4. 现场加标样或质控样

(1)现场加标样是取一组现场平行样,将实验室配制的一定浓度的被测物质的标准溶液,加入到其中一份已知体积的水样中,另一份不加标样,然后按样品要求进行处理,送实验室分析。将测定结果与实验室加标样对比,掌握测定对象在采样、运输过程中的准确度变化情况。现场加标除加标在采样现场进行外,其他要求应与实验室加标样相一致。现场使用的标准溶液与实验室使用的为同一标准溶液。

(2)现场质控样是指将标准样与样品基体组分接近的标准控制样带到采样现场,按样品要求处理后与样品一起送实验室分析。

(3)现场加标样或质控样的数量,一般控制在样品总量的 10% 左右,每批样品不少于2个。

二、水质检测质量控制

村镇饮用水卫生检测是饮水卫生监督和卫生学评价工作的重要组成部分,是科学的分析和综合运用检测数据的过程。因此,检测数据在卫生政策和法规的指定及执行过程中都起着极为重要的作用。而检测工作是一个复杂的过程,检测数据的质量也受到了各种因素的影响和制约。

1. **分析的质量保证**　分析质量保证的目的是获得高度可信的分析结果。分析质量保证的任务就是把检测工作中的所有误差,即系统误差、随机误差和人为造成的过失误差,减小到一定的限度,以获得准确可靠的检测结果。因此,分析质量保证应包括从样品的采集、保存、运输、分析测试及结果的报告和审核等全过程。

分析质量保证主要由质量控制和质量评价组成。质量控制是减少分析过程产生误差的措施,以控制误差的来源。质量评价是一种检查手段,以检查质量控制的效果,发现分析过程中的问题,引起实验人员的注意,保证分析结果的质量,以达到检测结果准确、科学的目的。

2. **分析质量保证措施**　当采集到具有代表性和有效性的样品送到实验室进行分析测试时,为了获得符合质量要求的数据,就必须对分析过程的各个环节实施质量控制技术。除了分析质量控制等保证分析结果质量的技术性方法外,分析工作的质量保证措施还有:

(1)健全的分析组织机构,明确的岗位职责和规章制度等管理措施,以提高分析工作的科学管理水平。

(2)检测仪器、设备的计量检定与维护,并有详细的运行记录,确保仪器设备在分析工作中正常运行。

(3)检测人员经过培训和考核,并持证上岗,保证检测人员能正确熟练地进行分析操作和使用仪器设备,处理分析过程中出现的各种情况。

(4)按照标准或规范分析方法的程序和步骤检测样品。

(5)在分析工作中正确使用基准物质和标准溶液,保证测定结果的溯源性。

(6)创造良好的分析测试环境等。

分析质量控制是指包括误差的测定与控制在内的各种活动,是分析质量保证中的一个重要组成部分。它应用统计学的原理去发现和控制分析中的误差,指出问题所在,以便采取措施予以纠正。研究误差的目的并非要使误差趋于零,或减小到不能再小的程度,而是要对自己实验所得的数据进行处理,判断其最接近的值是多少,其可靠性如何,正确地处理实验数据,充分利用数据信息,以便得到更接近真实值的最佳结果。

分析质量控制的目的是保证分析结果的可靠性和可比性,其工作分为实验室内部和实验室之间的控制两个方面。分析质量控制的具体内容包括预测分析方法的精密度、准确度和检出限,发现实验中存在的误差,并使其降低到最小或可以接受的限度,再把这些限度作为日常分析工作结果质量控制的标准,以保证分析数据的可靠性和实验室间分析数据的可比性。实验室质量控制包括实验室内的质量控制(内部质量控制)和实验室间的质量控制(外部质量控制)。

实验室内部质量控制实际上是检验人员对分析质量的自我控制过程,是保证实验室内部获得可靠分析结果的基础,也是保证实验室间分析结果可比性并顺利进行实验室间质量控制的关键。在任何情况下实验室都应把 10%~20% 的工作量用于质量控制。

3. 常用的分析方法的质量评价参数 一个好的分析方法,是指这个分析方法具备一组达到水质卫生分析检验所希望的性质,例如好的精密度、准确度和灵敏度等,这组性质可以用数值来描述,也就是分析方法质量评价参数。

(1)精密度

1)精密度的定义:精密度(precision)是使用特定的分析程序在受控条件下重复分析均一样品所得测定值之间的一致程度。它反映了分析方法或测量系统存在的随机误差的大小。测定结果的随机误差越小,测试的精密度越高。精密度常用分析结果的标准偏差表示:

$$S = \sqrt{\frac{\sum_{i=1}^{n}(x_i - \bar{x})^2}{n-1}}$$

式中:$\bar{x}$:次重复测定结果的算术平均值

　　　N:复测定次数

　　　x_i:次测定中第 i 个测定值

　　　S:标准差

精密度与被测物的浓度有关,因此又常用相对标准偏差(RSD)表示:

$$RSD\ (\%) = \frac{S}{\bar{x}} \times 100\%$$

精密度的评价方法可以采用对样品多次分析或者反复分析稳定的标准物,或者重复分析加标样品进行。如分析重复的样品就可以得到总的测试精密度,它包括了采样的随机误差及样品制备和分析中的误差的总和。

2)精密度具有平行性、重复性和再现性

平行性精密度:系指在同一实验室中,当分析人员、设备和分析时间都相同时,用同一方法对同一样品进行双份或多份平行样测定结果之间的符合程度。

重复性精密度:系指在同一实验室中,当分析人员、设备和分析时间中的任一项不相同时,用同一方法对同一样品进行双份或多份平行样测定结果之间的符合程度。

再现性精密度:系指在不同实验室(分析人员、分析设备甚至分析时间都不相同),用同一分析方法对同一样品进行的多次测定结果之间的符合程度。

故所谓的室内精密度即平行性和重复性的总和;而室间精密度即再现性。

3)在考察精密程度时,应注意以下问题:

a. 分析结果的精密度与样品中待测物质的浓度有关。因此,必要时应取两个或两个以上不同浓度水平的样品进行分析方法精密度的检查。

b. 精密度可因与测定有关的实验条件的改变而变动。通常由一整批分析结果中得到的精密度,往往高于分散在一段时间里的结果的精密度。如有可能,最好将组成固定的样品分为若干批次,在相当长的时期内进行分析。

c. 标准偏差的可靠程度受测量次数的影响。因此,确定某方法的精密度,对标准偏差作较好的估计时,需要足够多的测量次数。

d. 通常以分析标准溶液的方法了解方法的精密度,这与分析实际样品的精密度可能存在一定的差异。

e. 准确度良好的数据必须具有良好的精密度,精密度差的数据则难以判断其准确度。

(2)准确度

1)准确度的定义:准确度(accuracy)常用以度量一个特定分析程度所获得的分析结果(单次测定值或重复测定值的均值)与假定的或公认的约定真值之间的符合程度。一个分析方法或分析系统的准确度是反映该方法或该测量系统存在的系统误差或随机误差的综合指标,它决定这个分析结果的可靠性。

准确度用绝对误差或相对误差表示。

绝对误差:测定值与约定真值之差。即:绝对误差(E)= $X-A$

相对误差:绝对误差与真值的比值,公式如下:

$$相对误差 = \frac{X-A}{A} \times 100\%$$

式中:X 为测定值;A 为真值。

合理的表示准确度应该是测定值 X 与真值 A 之间的差异。同一个样品无限次测定的均值将接近与确切的测定值 X,实际工作中只能用有限测定次数的均值 $\bar{x}$ 来估计测定值 X,所以反映准确度的误差是总误差,即主要由系统误差和随机误差决定。因此,改善分析的精密度和尽可能消除分析过程中的系统误差是提高分析数据可靠性的主要措施。

分析结果的误差是客观存在的。按照误差的最基本的性质与特点,分析工作中除了可能避免的人为过失误差外,还存在着系统误差和随机误差。按照上述准确度的定义,要提高测定结果的准确度,就必须杜绝过失误差,设法消除系统误差和尽量减小随机误差。

2)分析结果准确度的判断

a. 选用准确度高的分析方法:为了保证分析结果可靠,应根据被测组分的浓度或含量,选择恰当的分析方法。例如,重量分析和容量分析灵敏度不高,对常量组分的测定,相对误差不超过千分之几，比较准确；但对微量组分却测不出来，所以谈不上准确度。一些灵敏度很高的仪器分析方法测定常量组分无法测准，但对微量或痕量组分的测定，尽量相对误差较大，但绝对误差不大，符合准确度要求。

选择分析方法时，还要考虑到与被测组分共存的其他物质的干扰问题。必须根据分析对象、样品组成等情况以及对分析结果的要求，选择适当的分析方法。

b. 分析标准物质，证实所用分析方法和测定系统的可靠性。由于分析方法都有各自的适应性，选用某种方法能否准确地测出试样中被测物质的浓度，有时还不是很有把握，如能选择合适的标准物质做对照测定，予以对比，对用该方法测定该试样结果的准确度就比较明确。由于多数分析方法都有基体效应，所以应选用与试样组成相近的标准样作测定，所配制的标准样的浓度也应与被测试样相接近。由于标准样的品种和数量有限，所以有些单位又自制所谓"管理样"和人工合成试样进行对照分析。

如果标准样的测定次数足够多，可以认为测定结果的平均值已消除了随机误差的影响。如果测定标准样的平均值与标准值相接近，这时可以用标准值与平均测定值的比值作为试样测定结果系统误差的校正系数。

由于标准样的数量有限及受工作量的限制，实际工作中不可能对标准样进行无限多次的分析，此时分析结果仍受随机误差的影响，平均测定值与标准样的标准值一般是不等的。在无系统误差的情况下，随着测定次数的增多，两数值应趋于一致，但在有限次数测定的情况下，如何判断其是否一致，应作统计检验，例如 t 检验。

c. 用不同的分析方法测定试样：一般情况下，用不同的分析方法测定同一试样，具有相同的不准确性的可能性很小，因此，常常应用具有可比性的、不同原理的分析方法对同一试样进行对照分析，将所得结果相互比较，根据其符合程度来估计测定的准确度。作对照分析所选的方法必须可靠，一般选用已颁布的标准方法或成熟的其他方法。用不同方法测定同一试样，获得一致测定结果的，可视作真实值的最佳估计值。若所得的结果出现显著性差异，则应以公认的可靠方法为准。

由于实验数据呈统计分布，用两种或两种以上的分析方法对同一试样所作的分析结果，往往总不会完全相等，要断定各种方法所得结果一致而不存在系统误差，严格讲应参照有关的容许误差的规定，或用数理统计方法进行检验。例如作 t 检验或方差分析。

d. 改变测定条件：例如用原子吸收法测定水样中某一金属浓度，可以用石墨炉法、氢化法或火焰法所得测定结果进行对照，在无干扰的情况下应有一致的测定结果。也可在方法的线性范围内，作不同稀释度条件下的测定，以判断共存的其他组分在浓度较高时是否存在干扰。

e. 回收试验：在缺乏与被测试样组成相似的标准样品，或对试样组成不完全清楚，或试样的基体组成复杂，无法配制复杂的标准参考样时，分析工作中常用的试验是分析"加标样品"，根据与期望回收率相符合的程度来估计分析结果的准确度。测定中有无干扰因素，可以通过回收法作出定性的估计。即面对一特定的试样，所选用的测定方法能否应用，可用回收法作为判断的依据。分析者可因此免去探讨影响测定干扰物质种类的大量试验工作，也无须对每种干扰物进行分别测定。

在样品中加入一定量的标准物质测其回收率。从多次回收实验的结果中还可以发现方法的系统误差。按下式计算回收率 P：

$$P(\%) = \frac{x_1 - x_0}{m} \times 100$$

式中：P——加入的标准物质的回收率

　　　m——加入标准物质的量

　　　x_1——加标样品的测定值

　　　x_0——未知样品的测定值

收集不同浓度被测物的回收率,可作为常规分析中数据可靠性的控制依据。加入标准物质的量对回收率也有影响。通常把已知量的某组分加到天然水样中,最好使样品的浓度为原浓度的 2 倍(即 1∶1)。若水样的本底浓度较高,加标后的总浓度不应超过所用方法上限的 90%；如水样本底低于检出限,则选择加入标准后的浓度在方法准确性较好的范围；若水样本底浓度超过方法上限,加标量应接近本底浓度,而在测定时少取样品。加标体积过大,将影响回收率,则回收率的计算要进行体积校正。用回收试验表达分析方法准确度应注意的事项：

一是回收率的理想值为 100%,分析工作中评价回收率的好坏常以 95%~100% 作为理想范围,但在微量分析中,由于操作复杂,被测物质含量低,误差相应也增大,故回收率较常量分析要求为低。由于回收试验也受随机因素的影响,也应作重复测定。

二是加标回收试验由于简单易行,经常应用于水质分析结果准确度的判断。但要注意：加标回收并不是判断准确度的唯一方法,有时在回收良好的情况下仍存在系统误差；试样预处理不完全,也可能有好的回收；样品中某些物质的干扰,有时不能被回收试验所发现。例如用银量法测定水中氯化物时,如水中有其他卤化物存在,其回收结果也不可靠。此外,加入的标准物质与试样中被测物质的形态未必一致,即使形态一致,它与试样中其他组分间的关系也未必相同。例如天然水中常常含有络合物质,它与金属化合生成的金属络合物可在一些比色分析法中不起反应。如水中某金属已生成络合金属,则加入的已知物可能全部回收,但对水样中以络合状态存在的金属仍不能测出。在这种情况下,为了准确测定某种金属,必须采取措施在预处理过程中破坏络合物。为使回收可靠,所加入标准物质的价数、形态等也应与被测物一致。由上所述,使用回收率评价分析结果的准确度并非全部可靠。

(3)灵敏度

1)灵敏度的定义：灵敏度是指某方法对单位浓度或单位量的待测物质的变化所引起的响应量变化的程度。它可以用仪器的响应量或其他指示量与对应的待测物质的浓度或量之比来描述。在实际工作中常以标准曲线的斜率度量灵敏度。一个方法的灵敏度可因实验条件的变化而改变。在一定的实验条件下,灵敏度具有相对的稳定性。

2)灵敏度的表示方法：通过校准曲线可以把仪器响应量与待测物质的浓度或量定量地联系起来。可以用下式表示校准曲线的直线部分：

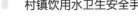

$$A = kC + a$$

式中:A——仪器的响应量

C——待测物质的浓度

a——校准曲线的截距

k——方法的灵敏度;k越大,方法的灵敏度越高

在原子吸收分光光度法中,国际理论与应用化学联合会(IUPAC)建议把能产生 1% 吸收的被测元素浓度或含量定义为特征浓度和特征含量。它们特征浓度(或特征量)越小,则方法的灵敏度越高。

(4)检出限

1)检出限的定义:检出限是指对某一特定的分析方法在给定的置信水平(通常为 95%)内可以从样品中检出待测物质的最小浓度或最小量。所谓的"检出"是指定性检出,即断定样品中确实存在有浓度高于空白的待测物质,即分析方法所能识别的极限。检出限受仪器的灵敏度和稳定性、全程序空白试验值及其波动性的影响。

2)对检出限的几种规定

a. 国际理论与应用化学联合会(IUPAC)对检出限 L 规定,对各种光学分析方法,可测量的最小分析信号 x_L 为:

$$x_L = \bar{x}_b + kS_b$$

式中:$\bar{x}_b$——空白多次测量的平均值;

S_b——空白多次测量的标准偏差;

k——根据一定置信水平确定的系数,当置信水平约为 90% 时,$k=3$。

则与 $x_L - \bar{x}_b$(即 kS_b)相应的浓度或量即为检出限 L

$$L = \frac{x_L - \bar{x}_b}{S} = \frac{kS_b}{S}$$

式中:L——检出限

S——方法灵敏度(标准曲线回归方程斜率);

1975 年,IUPAC 建议对光谱化学分析法取 $k=3$。由于低浓度水平测量的误差可能不遵从正态分布,且空白的测定次数是有限的,因而当空白测定次数 $n<20$ 时,$k=3$ 相应的置信水平大约为 90%;$n \geq 20$ 时 $k=4.65$ 相应的置信水平大约为 95%。

b. 分光光度法的规定:用分光光度法检测样品,以扣除空白值后的吸光度为 0.01 相对应的浓度值为检出限。

$$\frac{检出限\,L}{0.01} = \frac{标准质量}{标准吸光度 - 空白吸光度}$$

$$检出限\,L = \frac{标准质量 \times 0.01}{标准吸光度 - 空白吸光度}$$

c. 气相色谱法的规定:用最小检出量或最小检出浓度来表示检出限。色谱法的检出限与仪器性能关系较大。最小检出量是指检测器恰能产生与噪声信号相区别的信号所需注入色谱柱的物质的最小量。通常认为恰能辨别的相应信号最小应为噪声信号的两倍。

$$S=2N$$

式中：S——最小响应值；

N——噪声信号。

$$\frac{最低检出量}{最小响应值} = \frac{注入标准物质量}{标准物质响应量}$$

$$最低检出量 = \frac{注入标准物质量 \times 最小响应值}{标准物质响应值}$$

d. 对一般实验的规定：当空白测定次数 $n \geq 20$ 时，给出置信水平为 95%，检出限为空白值正标准差的 4.6 倍。

$$L=4.6 \times S_b$$

式中：L——检出限；

S_b——当 $n \geq 20$ 时空白平行测定标准差。

当空白测定次数 $n<20$ 时，检出限的公式为：

$$L=2\sqrt{2} \cdot t_f S_b$$

式中：S_b——空白平行测定标准差，f——批内自由度，$f=m(n-1)$，m 为重复测定的次数，n 为平行测定个数，t_f——显著性水平为 0.05（单侧），自由度为 f 时的 t 值。

例如：用荧光法测硒时，双空白测定 10 次，空白值为（11.4 ± 1.25）ng。求检出限。

根据 $L=2\sqrt{2} \cdot t_f S_b$，$S_b=1.25$ng；f $= 10 \times (2-1)=10$，（m=10,n=2）

$t_f=2.228$，显著性为 0.05，$L=2\sqrt{2} \times 2.228 \times 1.25=7.88$ng。

e. 离子选择电极法的规定：某些离子选择电极法规定：当某一方法的校准曲线的直线部分外延的延长线与通过空白电位且平行于浓度轴的直线相交时，其交点所对应的浓度值即为这些离子选择电极法的检出限。

三、实验室内质量控制程序

（一）方法的选定

分析方法是分析测试的核心，应首先选用国家标准分析方法，这些方法是通过研制单位研发及验证单位统一验证的，是最可靠的分析方法。

（二）基础试验

1. 对选定的方法要试验条件，了解其特性，正确掌握试验条件，做好方法确认工作，必要时应带已知样品进行方法操作练习直到熟悉和掌握为止。

2. 空白试验

（1）空白试验的意义：空白试验又称空白测定。空白又分溶剂空白、试剂空白和样品空白。试剂空白应包括所用试剂，以纯水或溶剂代替样品，但试剂空白并不能消除样品中可能存在的干扰物质的干扰，所以有时还要制备样品空白。试剂空白和样品空白以溶剂空白为参照所得的测定结果,称为试剂空白值和样品空白值。

(2)空白值影响测定方法的检出限和测定下限,也影响测定结果的重现性,对低浓度样品测定准确度的影响很大,应当引起重视。

(3)影响空白值的因素有:纯水质量、试剂纯度、试液配制质量、玻璃器皿的洁净度、精密仪器的灵敏度和精确度、实验室的清洁度及分析人员的操作水平和经验等。

(4)空白实验值的要求:空白值一般不应很大,否则扣除空白值时会引起较大的误差。文献中有人指出,空白值应在被测组分最低定量值的 1/10 以下,再高也只能在 1/3 以下,否则就应引起注意。一般要求平行双份测定值的相对差值不能大于 50%。

3. 校准曲线的制作　校准曲线又称校正曲线。校准曲线包括"标准曲线"和"工作曲线"。

(1)标准曲线:应用标准溶液制作校准曲线时,如果分析步骤与样品的分析步骤相比有某些省略时(例如省略样品的前处理),则制作的校准曲线称为标准曲线。

(2)工作曲线:标准曲线如果模拟被分析物质的成分,并与样品作完全相同的分析处理,然后绘制的校准曲线称为工作曲线。

在样品的组成不明以及为简便起见,常常不考虑基本效应,仅用纯标准溶液与样品作完全相同的分析处理来制作工作曲线。如果基体效应对某些分析方法至关重要时,可使用含有与实际样品类似基体的标准溶液系列进行校准曲线的绘制。如有可能,当然也可以用与试样成分相近的标准参考物质来制作校准曲线。

(3)绘制校准曲线的要求

1)不少于 6 个点(包含空白浓度)。

2)标准系列应在方法的线性范围以内。实验点通常按等距离分布在曲线上,最低点与最高点相差约一个数量级。

3)在整个工作范围内,可使用一致性检验来证实测定值的方差与浓度无关,即作方差齐性检验。

4)当校准曲线上各实验点的浓度选定后,它们在仪器上的响应信号值是一个随机变量,可用多次读数(特别是两个端点上)的办法来减少仪器响应信号值显示的随机误差。

(4)校准曲线的一元线性回归:在制作校准曲线时,实验点全部分布在一条直线上是难见到的,尤其是当误差较大时,实验点并不是完全分布在一条直线上,这时很难凭直觉判断所绘制的标准曲线对于所有实验点来说是误差最小的。对这类以相关关系出现的数据(即分析仪器的响应信号值与浓度有着密切的关系,但不能以一个变量的数值准确地求出另一个变量的值),最好是对数据进行回归分析,然后绘制校准曲线,可以得到一条对实验点误差最小的直线,通常称为回归线,而代表回归直线的方程叫回归方程。

(5)一元线性回归方程的求法:在实际分析工作中,制作校准曲线的目的,是要借助它来查找试样中被测物质的浓度,为了便于将观测到的仪器响应信号值代入方程中直接计算试样的浓度或含量,而不用去绘制校准曲线,并且从校准曲线上查出被测物质的浓度,GB 5750—2006 已将 x 对 y 的回归关系写成:

$$x = by + a$$

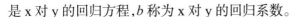

是 x 对 y 的回归方程, b 称为 x 对 y 的回归系数。

(6)相关系数: 分析工作中还常常计算相关系数 r 去度量 x 与 y 线性关系的密切程度。r 值愈接近于 1,说明 x 与 y 的相关性愈好。对于成熟的标准测定方法,标准曲线的相关系数的绝对值通常可达 0.999 以上,而工作曲线的相关系数要稍低一点,常在 0.99 以上。

(7)计算回归方程应注意的问题

1)在回归方程的计算过程中,涉及两数相减,会使数值的有效数字位数减少很多,因此在运算过程中不可过早修约,在获得 b 和 a 的具体数值后再进行合理取舍。

2)b 的有效数字的位数,应与 y_i 的有效数字位数相同,为了减小浓度计算的误差,也可以比 y_i 多保留一位。a 的最后一位数,应和 x_i 的最后一位数取齐,或多保留一位。

3)空白试验点的数据通常不列入回归方程的计算。

4)建立回归方程所选的实验点应在测定方法的线性范围之内,当测定值超出建立回归方程所选实验点两端之外时,若无充分的依据,不得任意外推。

4. 常规检测分析质量控制　常规分析质量控制是在误差预测的基础上,结合不同情况和要求,选用适当的控制图表来进行的。结果的准确性还与校准用的标准有关,结果的定性或定量意义与空白溶液的测定值有关。因此常规的分析质量控制的内容还应包括以下几个要点:

(1)尽量采用国家标准溶液制备校准曲线。

(2)控制校准曲线的斜率。

(3)平行双样测定。

(4)双空白试验值。

(5)加标回收试验。

(6)将质量控制样品的测定结果点入控制图中进行判断。

(7)测定标准合成水样或标准物质与约定真值对照。

(8)应用具有可比性的不同原理的方法,对同一水样进行分析。

(9)将同一样品分送本地区其他实验室作比较分析或对照实验。

四、实验室间质量控制

(一) 目的

实验室间质量控制的目的是检查各实验室内部质量控制的效果,是否存在系统误差,进一步找出误差来源,提高实验室的分析水平。

(二) 方法

主要通过上级中心实验室组织实施,首先统一标准方法,标准溶液,发放未知样品,进行未知样品的检测,结果报告,统计分析结果数据,得出某次质控考核的结论。

(三) 实验室间比对及能力验证试验

(1)定义:按照预先规定的条件,由两个实验室或多个实验室对相同或类似检测物品进行检测的组织、实施和评价。目的如下:

1）确定某个实验室对特定试验或测量的能力,检测监控实验室的持续能力。

识别可能与实验室相关的问题如人员的检测力和仪器校准。

2）确定新方法的有效性和可比性,监控老方法的有效性和可比性。

3）向客户提供更高的可信度。

4）鉴别实验室间的差异。

5）确定一种方法的能力特性,通常称为共同试验。

6）给标准物质赋值,并评价其有效性。

（2）能力验证

1）能力验证一般用于

a. 获得能力验证满意结果的个体实验室对其采用合适的质量控制措施是一种鼓励；获得能力验证不满意结果的实验室,则通过反馈促使其采取纠正措施。

b. 为特殊任务选择实验室提供合理的依据。

2）能力验证的类型

a. 测量比对方案,目的在于评价实验室达到其认可的测量准确度的能力。适用于电机、电子、量具、标准件等测试项目。

b. 实验室间测试方案,目的在于评价实验室对测试项目的测试能力。适用于化学、生物、力学等测试项目。

第四节　数据统计处理

一、测量数值的修约

（一）数值修约规则

各种测量、计算数值需要修约时,应在所要求的准确程度范围内,按《数值修约规则》（GB/T 8170—1987）进行舍入修约。

如无特别约定,数字的进舍通常是在要保留的末位数字上一个单位以内进行的。以往采用的"四舍五入"修约规则,遇 5 就进位,无法消除由 5 本身引起的误差,容易使所保的数据系统偏高。按照 GB/T 8170—1987 的规则,有的 5 舍,有的 5 进,就可以使 5 本身引起的正负误差相消。

（二）特殊的数值修约规则

在使用 GB/T 8170—1987 的规则时,还要注意分析数据处理中还有一些特殊的进舍规则。

1. 对标准偏差的值或其他不确定度的值进行修约时,修约的结果应总是使准确度的估计变得更差一些。例如标准偏差为 0.233 单位,取两位有效数字时,要进位为 0.24 单位,而取一位有效数字时,就应进位为 0.3 单位。又例如相对标准偏差为 2.52%,修约为 2 位数字时,应进位为 2.6%。

2. 对当量自由度进行修约时,有效数字应下舍为一个整数。例如 $\phi=14.7$,取整数,应为 14。

3. 凡标准中规定有界限数值,则修约时要注意。例如生活饮用水铁的含量不应超过 0.3mg/L,而实际测得的结果在此合格界限之外,例如为 0.32mg/L,这时不许修约为 0.3mg/L,而应多保留一位。

二、分析数据的取舍

(一) 不同类型样本异常值的判断

异常值的判断类型目前有以下三种:正态样本异常值的判断;Ⅰ型极值分布样品异常值的判断和指数样本异常值的判断。根据经验,水质测定的检验数据属于正态分布,因此水质检验结果异常值的检验属于第一种类型(样本来自正态总体或近似正态总体的判断,其原理和方法见 GB/T 4882—2001)。

(二) 判断异常值的统计学原则

1. 如果将检验所得数据由小到大排列,根据以往经验,异常值都是高端值的,属于上侧情形;异常值都是低端值的,属下侧情形(上侧和下侧情形统称单侧情形);异常值是在两端都可能出现的极端值的,属双侧情形。

2. 检出异常值的个数,占样本观测值个数的较小比例。

3. 检出异常值的统计检验的显著性水平 α(简称检出水平)宜取值是 5%、1%。也就是说,此时置信水平分别为 95% 和 99%。

(三) 判断异常值的规则

1. 异常值的判断可分为已知标准差情形下的判断规则(使用奈尔(Nair)检验法)和未知标准差情形下的判断规则。日常水质检验工作属后一种情形。

2. 未知标准差情形下的判断规则又分为检出异常值个数不超过 1 和检出异常值的个数上限大于 1 两种情形。

3. 前款所述两种情形下的判断规则均分上侧情形、下侧情形和双侧情形的检验法;水质检验结果异常值的出现通常属双侧情形。

4. 未知标准差情形下,检出异常值的个数不超过 1 时,GB/T 4883—2008 正态样本异常值的判断给出了格拉布斯(Grubbs)检验法和狄克逊(Dixon)检验法;

5. 未知标准差情形下,检出异常值的个数上限大于 1 时,GB/T 4883—2008 给出了偏度—峰度检验法和狄克逊法的重复使用方法。

6. 在至多只有一个异常值时,格拉布斯检验法具有判断异常值的功效最优性,而狄克逊法正确判断异常值的功效与格拉布斯法相差甚微。

7. 在出现多个异常值时,重复使用同一检验法可能犯判多为少(只检出一部分异常值)的错误,而不易犯判少为多(错判一部分观测值为异常值)的错误。这两类点错误的概率以重复使用偏度—峰度检验法为少(即具有正确判断异常值的功效优良性),但偏度—峰度检验法计算复杂,本规范未采用;重复使用狄克逊法的正确功效次之;而重复使用格拉布斯法检验多个异常值时的功效则较差,故 GB/T 4883—2008 未采用。

三、处理异常值的规则

对检出的异常值,尽可能寻找产生异常值的技术上的,物理上的原因,作为处理异常值的依据。如果寻找异常值的目的主要是确定这些测定结果是否计入样本,以使检测结果更加准确,则容许剔除异常值。

应重视检出异常值给出的信息。若各个样本中出现异常值较为经常,又不能明确其原因,则应怀疑数据分布的正态性假设;如异常值出自某个测试者为多,说明此人的操作有系统偏差原因。

此外,异常值的处理还应参照以下规则:

1. GB/T 5750 中分析数据的取舍将狄克逊检验法作为异常值检验的第一法,格拉布斯法为第二法,两法都可介绍用于重复检验。根据相关条款的说明,本规范将格拉布斯法作为第一法,狄克逊法为第二方法;异常值的重复检验推荐用狄克逊法。

2. GB/T 5750 中异常值检验和许多数理统计书籍中所用的格拉布斯检验临界值表所采用的数据,是单侧情形下的临界值(即适用于单侧情形下的异常值检验),本规范依据 GB/T 4883—2008 给出的是双侧情形下的临界值。即 GB/T 5750 给出的是检出水平为 α 时的临界值,而本规范给出的是 $\alpha/2$ 时的临界值。

3. 不同的文献中,检出水平有的用 5% 或 0.05 表示,意义相同;单侧和双侧情形,有的数理统计文献中又称单尾和双尾情形。

第七章

生活饮用水突发事件应急处置

突发事件,是指突然发生,造成或者可能造成严重社会危害,需要采取应急处置措施予以应对的自然灾害、事故灾难、公共卫生事件和社会安全事件。生活饮用水突发事件指因突发事件引起的集中式供水水质和水量的改变,可能造成健康影响的事件。生活饮用水突发事件的成因复杂,包括社会、经济、自然、气候、事故和人为等多方面,有时可能是多个因素叠加的结果。从生活饮用水突发事件现象看,可表现为供水中断、水量减少、水质污染等类型;从严重程度分,分为Ⅰ级(特别严重)、Ⅱ级(严重)、Ⅲ级(较重)和Ⅳ级(一般);从发展过程分,有渐进型的和暴发型的。随着公共服务和饮水安全保障要求不断提高,对突发事件响应的及时性、有效性和协调性的要求进一步提升,要求饮水安全相关部门不断提升技术能力储备、完善相关制度和实战能力。

第一节 生活饮用水突发事件类型

近年来,全球气候变化导致极端天气事件发生的频率和强度增加,通过水源、供水系统、水处理过程、居民饮用水行为等多个环节影响着饮用水安全。有研究指出,我国西北干旱地区极端水事件的频度和强度在增加,水资源脆弱性和不确定性将加剧。我国农村人群是极端天气下水相关疾病的易感者,食品、厕所等与饮水安全密切相关的因素是农村居民主要的疾病负担贡献者。某些水相关疾病对气候变化、水和卫生设施很敏感,极端天气通过影响水和卫生设施等因素增加人群罹患腹泻、伤寒、肝炎、血吸虫等介水疾病的风险,也会削弱部分区域已实施的饮水和卫生设施带来的健康效应。除了气候变化导致的极端天气外,事故和灾害都是造成饮用水突发事件的原因。尽管生活饮用水突发事件的成因复杂,常见的影响水质、水量的生活饮用水突发事件有以下几类原因。

一、污染事故

污染事故主要造成水质恶化,污染最可能发生在水源、管道和调蓄构筑物等环节,污染物质包括化学污染和生物污染。据北京市对93起生活饮用水突发事件的调查分析显示,化学性污染为50.5%,生物性污染占37.6%,物理性污染为33.3%,化学污染已经逐渐成为生活饮用水突发事件的主要污染因素;并有约20%的事件为混合污染。生物性污染源主要为生活污水和粪便污水,化学污染物包括氨氮、亚硝酸盐、硝酸盐等,还有苯系物、矿物油和农药等。此外,重金属污染也是报道较多的化学污染物之一。如2005年广东北江、2006年湖南湘江和2012年广西龙江河镉污染事件,均由工业企业违法排污所致。2014年兰州自来水苯污染事件,由化工企业管线与水厂自流沟交叉渗漏导致。

二、自然灾害

自然灾害造成的突发事件很多都会导致供水的紧急状态,如地震、泥石流等地质灾害。

地质灾害的发生可能对生活饮用水水源造成破坏或污染,包括地形地貌的改变掩埋水源或取水口、地质条件的变化改变水源水量、有毒有害物质的泄漏污染水源水质或生活垃圾、建筑废弃物等污染水源水质。

地质灾害的破坏力可能损坏供水系统的水处理构筑物、管道、加压设备、电力设备,造成系统无法正常供水。此外,由于短时期内人群的转移或集中,以及救援人员的大量集结,造成系统负荷过大,无法满足水量需求。地质灾害后往往交通不畅,使所需供水和水处理物资设备无法送达,也会影响生活饮用水供水系统的正常运转。

三、极端气候

由极端气候引发的洪水和干旱等水文气象灾害造成的生活饮用水紧急状态可能是渐进式的。干旱除了造成水源水量不足外,还会由于污染物浓度升高导致水质恶化,此外,环境卫生条件的改变也可能造成水源污染和病菌传播,人们不得已采取更低频率的卫生行为和采用不当的储水方式,更会直接导致健康损害。

洪水发生时常常冲毁供水设施,致使供水中断。洪涝灾害使供水设施和污水排放条件遭到不同程度破坏,最常见的危害是淹没厕所、粪堆、垃圾堆、牲畜圈,将大量人畜粪便、垃圾、动物尸体冲入水中,造成水源致病微生物污染。洪水将地面大量泥沙树木等冲入水体,造成漂浮物大量增加,取水口拦截失效,水质感官性状恶化。洪水如淹没储存有毒有害化学品的仓库时,会造成水源受有毒有害化学物质污染。致病微生物污染、水质感官性状恶化和有毒物质污染是洪涝灾害期间影响饮水卫生的三大主要因素。

四、运行事故

供水系统运行事故可能由水泵、加药机或药剂发生器等机械设备故障,管道和水池等设施事故,以及管理操作失误等原因引起。运行事故可能造成的后果包括管道失压停水、外部污染物侵入,处理工艺和水质屏障失效等。

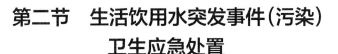

第二节 生活饮用水突发事件(污染)卫生应急处置

生活饮用水突发事件中,由水质污染引起的事件尤为得到社会各界关注,由于其影响面较大,处置得当与否直接关系到政府公信力。生活饮用水突发事件应急处置是在应急管理部门的统一领导下,由多部门配合协调开展的,环境保护、卫生健康和水利供水等各专业部门各司其职。卫生健康部门是卫生应急处置的主管部门,应负责制定辖区内集中式供水突发事件应急处置预案,建立卫生应急处置人员队伍,储备所需设备并定期开展演练,组织卫生学调查和健康风险评估,开展救治并向媒体和公众通报卫生健康相关进展。

当突发水污染事件发生时,卫生应急处置人员应迅速就位,按照以下步骤开展应急处置相关工作。

一、现场调查处置

1. 进一步了解事件的情况,包括事件发生的时间、地点、经过和可能原因。

2. **排查污染源**

(1)排查水源周边污染源及污染途径。排查水源周边企业、养殖场、农田等点源或面源污染可能性;考虑生活污水排放和近期降雨情况;考虑人为破坏可能性。

(2)调查水厂处理设施是否有非正常运行、操作事故或损坏情况。

(3)排查管网和调节构筑物污染。调查是否有管网损坏事故或管道被积水淹没;管道是否与非饮用水管道连接;储水设施是否发生污染。

(4)水样采集

1)水源水:地下水源在取水泵出口或集水设施处采集;地表水源在取水口采集,还应根据实际情况在特定断面采样或分层采样。

2)出厂水:在水厂二级泵房的出水管和/或清水池、高位水池、水塔的出水管处采集。

3)末梢水:在突发事件影响范围内采集用户末梢水,采样时应考虑不同支管的用户。

3. **流行病学调查** 根据污染源排查结果、集中式供水系统的覆盖范围、人口分布等开展流行病学调查,确定污染暴露人群数量及分布。尤其应对首发病例进行详细调查,了解病人饮食史、饮水史、接触史、卫生习惯等,明确发病的特点与时间分布(出现症状或发病时间、暴露时间)、地区分布(病人居住地及周围环境与非病人有何不同)、人群分布(职业、性别、年龄等),全面掌握健康危害特点及有关因素。根据需要采集相应生物样本。

4. **样本检测**

(1)现场快速检测:初步判断感官和一般化学指标状况。

(2)实验室检测：根据现场调查和水质现场快速检测的结果,对可能的特征污染物进行实验室检测,包括水样检测和暴露人群生物样本的检测,确定污染物的种类和水平。

二、分析评估

通过现场调查及实验室检测结果,分析该事件的污染源、污染物及性质、污染途径、影响范围和程度、污染暴露人群、发病人数、健康危害特点等,分析事件的性质和危害,判定水质安全风险程度,并提出相应的处置措施和健康风险防范措施。风险评估参照本书第三章第三节。

在污染源和特征污染物确定后,持续开展应急水质监测。应急水质监测技术要求见本书第四章第三节。

三、健康教育与风险沟通

对事件影响范围内居民开展针对性的健康教育工作,进行风险提示和饮用水行为的建议,防范健康风险发生和扩展;配合有关部门对中毒者及家人提供心理咨询服务,消除心理障碍;开展风险沟通,科学客观的公布风险评估结果,正面引导性宣传教育,稳定公众情绪和社会舆论,保障正常的生产生活和社会秩序。

四、总结评估

水中污染物浓度或强度稳定符合卫生标准要求、病人得到救治、接触人员得到医学观察后,生活饮用水突发事件应急处置阶段告一段落。此时,应及时组织有关人员对事件的处置情况和效果进行总结评估。调查报告应及时报同级卫生计生行政部门、上级疾病预防控制中心和地方政府。

总结评估报告内容包括：

1. **事件概况** 事件信息来源及接报、初步核实结果、水质异常表现和人员发病情况。

2. 流行病学调查。

3. **现场调查**

(1)集中式供水基本情况：供水设施特征、供水范围和人口。

(2)调查和分析：污染源排查、污染途径分析、事件原因确定。

4. **水质检测** 现场快速检测和实验室检测结果、分析和结论。

5. **应急处置** 采取的技术处置、公共卫生措施和行政控制等。

6. **效果评估** 处置结果和效果评估;问题和经验;善后期应采取的措施建议;卫生系统应急响应能力评价等。

第三节　应急供水技术保障

一、应急供水水量

世界卫生组织根据生存和卫生要求提出,在应急阶段,生活用水总量不少于每人每天 6L。用水量标准还应根据气候情况、供给人群的特征、生活现状及卫生设施状况进行合理调整。有条件时应考虑个人卫生和清洗用水。如果应急状态延长(超过 3 天),在中期(4~7 天)每人每天供水量应不少于 10L,后期(7~15 天)每人每天供水量应不少于 20L。杂用水量不计入在内。

在供水设施仍可运行但供水能力减小的情况下,供水量应优先满足生活饮用水,其次为公共设施用水,工农业用水最后考虑。紧急状态下向集中居住地统一供水,应注意供水点的密度和每个供水点的服务范围。应尽量保证每 250 人至少拥有 1 个供水点(按供水龙头计),并且居住最远的居民取水距离不超过 500m。

二、应急供水措施

(一)启用备用水源

应急救援开始时,有关人员应立即对原有供水系统进行巡查。如供水系统仍能正常或部分正常运行,应在水质检测合格后方可用于饮用。如集中式供水设施设计建设了应急供水水源,应根据事件的严重程度和影响范围等研究是否需启用应急水源。应急水源可选择地表水、地下水,包括可利用的自备井,与常规水源一样,应急水源也应具备稳定的水量和较好的卫生防护条件,并定期进行维护和检修。在应急水源启用之前,应进行水质检测并冲洗输水管道。

(二)选择临时水源

没有建设应急水源的,应寻找水质良好、水量充分、便于保护的临时水源。投入使用前应由有关部门进行全面检测,确定可否作为饮用水水源。水源选择的原则是优先选取地下水,其次是地表水。通常选择水源的顺序是:泉水、井水、河床渗透水、江河、水库、湖泊、池塘,并立即划定卫生防护范围,见表 19。

表 19　孔隙水潜水型水源地保护区范围经验值

介质类型	一级保护区半径 R/m	二级保护区半径 R/m
细砂	30~50	300~500
中砂	50~100	500~1 000
粗砂	100~200	1 000~2 000
砾石	200~500	2 000~5 000
卵石	500~1 000	5 000~10 000

摘自:《饮用水水源保护区划分技术规范》(HJ/T 338—2007)。

(三) 水源修复

在修复水源前,应采水样检测,确定水源水质未受污染方可修复后使用。

1. 大口井 用泵抽取或人工清理的方式清除井体内的污水和杂物。加固井体,并用黏土封闭井体上部不良水质进水区。加高井口,修复散水系统,尽量封闭井口。重新划定水井的防护区,并设立水源保护区标识。待井中水位恢复正常后,从井中取样,检测浊度和 pH 值。如果检测浊度大于 5NTU,应抽出井中的水并用较高浓度的漂白粉溶液洗井,待井中水位再次恢复正常后,再次检测浊度指标,浊度小于 5NTU 即可。将有效氯含量 0.2% 的消毒剂溶液倒入井中,充分搅拌,反应时间不应少于 30 分钟。消毒程序完成后,再次抽净井中的水。待井中水位恢复后,取样检测余氯含量。如水中存在余氯且浓度小于 0.5mg/L,即表明此时的井水为安全可饮用的。如果余氯大于 0.5mg/L,应重复抽水和检测步骤,直到余氯指标满足要求为止。

2. 管井 清理出井中杂物后用高压气体或水冲洗井体,清理井中的沉积物。用高压气体冲洗井的过滤器,以清除过滤器上淤泥,使过滤器能正常工作。冲洗应持续到有水从井口喷出。观察出水的情况,如果水仍然浑浊可以反复进行洗井,直到出水肉眼观察为清洁。加固井体,用黏土封闭井体上部,修复井口的散水系统,封闭井口,安装水泵,并检查水泵出水是否不含泥沙。如果出水仍然有泥沙,须再次移开水泵系统,重复洗井两次以上。如仍然有泥沙,说明过滤器已经被损害,应更换。

3. 泉水 清理泉眼周围的堆积物,必要时扩大泉口。维修引泉池,整固池壁并清掏池内杂物。为保证卫生需求,应封闭泉池。查看引泉池出水管和溢流管等设施,必要时更换管道。如原有反滤层被破坏,应重新铺设人工反滤层。卵石层和裂隙水可不设人工反滤层。

4. 地表水源 地表水源经确认水质未受污染后方可继续使用。重新启用前查看取水龙头部的防护罩(网)是否需要更换或修复。查勘输水管道沿线的损坏漏失情况,根据需要进行维修或更换。

(四) 管网修复

管网修复应遵循先主管后支管的原则。在灾害发生后,应立即进行现场调查评估损坏程度,并关闭阀门将事故区与本管网系统的其他区域隔离。通过竣工图纸了解事故区地下管道的位置及其他地下设施的情况,并分段检查管网系统。发现漏损点后维修或更换管道。维修后覆土还原,但应先让管道连接处暴露。打开截止阀,让管道在超过正常工作压力 50% 的状况下工作至少 4 小时,如果漏失水量在允许范围内,即说明管道修复完成,可覆土还原压实。否则应检测并重新修复。

正式供水前应对修复管道进行洗管和消毒,具体方法如下:

1. 保持维修区和本管网系统的其他区域隔离。

2. 根据不同管材的管径确定洗管所需水量和水压。

3. 打开冲洗阀,向管网中持续注入水,冲洗管道中的杂质和沉积物,持续时间不应少于 15 分钟。

4. 冲洗后,从管网中的两个出水龙头取水样检测,两个取水点应分别位于本区域的前

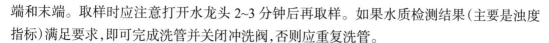

端和末端。取样时应注意打开水龙头 2~3 分钟后再取样。如果水质检测结果(主要是浊度指标)满足要求,即可完成洗管并关闭冲洗阀,否则应重复洗管。

5. 计算本段管网中水量,配制有效氯浓度为 25mg/L 的消毒剂溶液,用泵向管网中注入消毒剂溶液。此时要注意保持消毒区域管网与其他区域隔离开,并且禁止用户使用。消毒反应时间最少应为 24 小时,反应时间结束后检测管网中水的余氯含量。如余氯含量在 0.2~0.8mg/L,即说明消毒完成,可以打开所有截止阀,使维修区域和管网其他区域联通。否则应重复进行消毒处理。

(五) 水处理构筑物修复

检查各构筑物之间的连接管道是否正常,确保水的流向和水量正常。清理构筑物的淤泥和杂物,使之能恢复正常运行,包括滤料、斜管及池底的淤泥等。检查药剂是否足够且供应正常,否则应寻找可替代的药剂。如构筑物主体结构损坏,无法完成正常水处理功能的,应停水维修或重建。

三、应急水处理

当集中式供水系统的水处理设施遭到破坏时,应急水处理应急救援阶段的饮水和用水可分质供应。其他水源经快速检测或判别确认未受污染后,经适当处理后也可作为生活饮用水。

(一) 移动式水处理设备

应急状态下可以使用一些小型装备对原水进行处理后供给灾民和救援人员生活饮用,主要类型有:压力式过滤器、移动式集成应急水处理器(应急水处理车)、各种移动式膜处理设备等。选择处理设备的原则有:

1. 当地原水水质能满足水处理设备的进水水质要求。

2. 单个设备的额定出水量与设备数量的乘积须小于或等于服务区内用水量,即设备不能超负荷运行。

3. 选择的水处理设备必须具备合格的涉水产品卫生许可批件。

4. 尽量选择单位出水量单位能源消耗较低的水处理设备。

(二) 家庭或个人简易水质处理

1. **粗滤**　用干净的棉布置于容器口,将水缓慢倒入棉布之上,可以利用棉布截留水中含有的较大的悬浮颗粒和泥沙等。

2. **混凝沉淀**　常用的混凝剂有聚合氯化铝、硫酸铝、三氯化铁、明矾等。用法:将适量混凝剂溶于水配制成约 1% 的溶液,取上部澄清液加入待处理的水并搅拌均匀。静置反应一段时间、且出现明显的清浊分界线后,取上部澄清水作为生活饮用水。混凝剂溶液投加量与混凝剂种类和原水的浑浊度有关,可根据反应效果确定。

3. **自然沉淀**　将取回的水静置放置在容器之中,待水中出现明显的清浊分界线后,取用上部澄清的水。

4. **过滤**　应急情况可以制作简易的双层过滤器。将石英砂和卵石分别固定在容器的上下两层,经过初步沉淀的水从上部进入,先后通过卵石层和石英砂层,最后集取下部的出水。也可以使用专业厂家生产的陶瓷过滤器,但注意当出水速度减小到规定值时,应清洗或更换陶瓷滤芯。

(三) 应急饮水消毒

进行物理处理后的水一定要经过消毒后才能饮用。灾后应急情况下消毒方法可采用煮沸或氯化消毒。在可获得燃料的情况下,对饮水进行煮沸处理,是最为可靠的消毒办法。灾区的饮水最好在煮沸 3 分钟以后方可用于饮用。

适合在应急条件下使用的消毒药剂包括漂白粉、漂白精、二氯异氰尿酸钠、次氯酸钠、二氧化氯等。使用各种化学消毒剂用于饮用水消毒时,须注意消毒剂与水的充分混合,并达到要求的接触时间。

在缺少燃料和消毒剂的情况下,还可使用日照(紫外线)消毒。在阳光充足时,用密闭透明容器盛水暴露于紫外线 5 个小时或阴天 2 天,可起到一定的消毒作用。

四、应急送水

在交通正常、外部物资可送达时,使用瓶装水作为饮水更为安全,也可采用专用水车送水。使用送水车送水时应注意水质安全:

1. 送水车的水罐必须是盛装无毒无害物质的,某些运输过化学药剂或石油产品的车不能作为送水车。

2. 在使用前,应使用含清洁剂的水对水罐的内表面进行完全清洗。可使用刷洗的方法或用高压喷枪进行清洗。如需人员进入水罐内部进行清洗,应注意安全防护。清洗中要特别注意角落处,保证水罐内表面得到彻底的清洁。

3. 清洗后放掉含清洁剂的水,然后用干净水进行反复冲洗,直到水的感官性状完全正常。

4. 将有效氯含量在 10mg/L 左右的消毒剂溶液注入水罐,密闭浸泡 24 小时左右。如时间紧急,也可使用较高浓度的消毒剂溶液,缩短反应时间。

5. 排出消毒剂溶液,注满清洁水后静置 30 分钟,测此时水中的余氯含量,如果小于 0.5mg/L 即说明水安全可饮用,否则应排空后再次注入干净水,直至余氯含量满足要求。

6. 家庭用储水容器(如水缸)的清洗和消毒方法可参照水车进行。

第八章

分散式供水和家庭饮水卫生

据统计，我国农村集中式供水覆盖率已达到 80% 以上，但限于水源条件和居住密度，分散式供水在一些地区仍将长期存在。解决好分散式供水的水质安全，对于提升农村饮水安全总体水平非常重要。分散式供水是以户或几户为单位采用人力或机械从水源取水，经处理后采用管道或非管道的方式供水的。分散式供水不等于人力取水，分散式供水也可以有完善的供水系统和处理设施。然而，据近年来的调查，分散式供水的水质大幅低于集中式供水，其中微生物指标不合格率最高，以变形菌门和拟杆菌门为主，且不同水源类型以及同类型水源不同采样点间物种分布差异不大。在不存在特殊污染的条件下，水质安全的保障以控制微生物污染为主要目的。分散式供水输配水距离短，二次污染风险较低，控制好"两头"——源头和龙头的卫生安全，对于分散式供水至关重要。

第一节　分散式供水的水源选择和卫生防护

分散式供水常用的水源类型有浅层地下水、泉水、山溪水，分散式供水水源一般为小型水源，难以按照集中式供水水源要求进行规范化管理。因此在水源选择时应遵循一定原则，社区/村组织落实好分散式水源的卫生防护措施。

一、水源选择

(一) 地下水

分散式供水优先选择地下水。按照埋藏条件分，地下水包括上层滞水、浅层水(潜水)和深层水(承压水)等。上层滞水由于水量小且不稳定，易受地表污染水污染，应尽量避免选择其作为分散式供水水源。浅层地下水开采难度较小，卫生防护条件相对较好，可作为分散式供水水源。在我国北方地区，由于地下水资源大量开采，浅层地下水水位下降明显，如华北冲击平原浅层地下水平均埋深为 9.81m。据勘测，东部沿海平原某地深层地下水——承压水，含水层在 90~450m。岩溶地下水在我国西南地区分布较多，水质受降雨、地表冲刷等影响较大。

地下水,特别是深层地下水,由于其上部覆盖有不透水层,可防止来自地表的渗透污染,具有较好的卫生条件。泉水是自然出露的地下水,取水条件较好,但应选择水量稳定的地下水。有的地区矿化度和硬度较高,部分地区地下水中含铁、锰、氟、砷、氯化物和硫酸盐等,需要进行特殊处理,非必要不选择此类水源。环渤海地区地下水中还有硝酸盐含量较高的问题,一是地质原因,也有污染因素。岩溶地下水作为分散式供水水源应关注 Mg^{2+}、HCO_3^-、Na^+ 和 Cl^-,或以总硬度和溶解性总固体指标进行判断。在特殊地质条件地区,还应将硒和锶、指标纳入检测和评估。

(二) 地表水

分散式供水选择地表水源以山溪水为主,山溪水的补给来源主要是地下水,但径流中受到降雨的影响较大。沟塘水主要为降雨补给,受地表冲刷污染物的影响很大,尽量避免选择其作为分散式水源。在河漫滩打浅井取水,其实质是取用经自然过滤的地表水,在有适宜取水条件的地区可选用,其水质优于直接取用地表水。

(三) 雨水

在地表水和地下水资源均较为缺乏的地区,也可选择雨水作为水源或补充水源。一般采用屋顶或庭院集雨,水窖储水的形式收集。

二、卫生防护

(一) 卫生防护范围的划定

水源应选择在有利于卫生防护的地点,距离污染源一定的距离。地下水卫生防护范围的设定可参考表20。河流(山溪)类地表水防护范围的划定一般为取水口上游1 000m至下游100m范围,宽度最大可为汇水高度以下的范围。湖库(沟塘)型地表水应将取水口半径300m的范围划为卫生防护区。

表20 中小型潜水型水源地保护区范围经验值

介质类型	一级保护区半径 R/m	二级保护区半径 R/m
细砂	30	300
中砂	50	500
粗砂	100	1 000
砾石	200	2 000
卵石	500	5 000

摘自:《饮用水水源保护区划分技术规范》(HJ/T 338—2018)。

(二) 卫生防护措施

水源应选择在有利于卫生防护的地点,不能在厕所、农田、污水管道、养殖场或垃圾堆放处等污染源的影响范围内,从选择时应注意其周边是否有难以清除的污染源,如农田、养殖场、垃圾堆放、生活污水和其他污染物排放点。

1. 取水井和引泉池应加盖、密闭，并设围挡设施，防止人畜活动。

2. 地下水取水构筑物卫生防护范围内不得修建渗水厕所、堆放垃圾、农药、化肥及散排生活污水。

3. 作为水源的山溪水径流沿线内严禁放牧、砍伐。

4. 作为水源的水塘严禁排放污水或做洗涤等其他用途。

5. 作为雨水积蓄的表面应在集雨前清扫干净，初雨水外排不进入水窖，进水口前设沉淀过滤器。

第二节 家庭饮水卫生

饮用水在用户家中储存或使用过程中也可能发生水质恶化风险。很多调查显示，家庭储水是水质微生物污染的风险因素，包括储水器周边存在污染源、储水器内部不清洁、储水器无盖或盖水时间过长及其共用取水器具等。此外，个人饮水卫生习惯和洗手频次也对饮水水质有明显影响，在安徽进行的农村家庭饮水水质调查显示，用有盖水杯的饮水总大肠菌群的不合格率均低于无盖水杯；较高的洗手频次，其饮水中总大肠菌群的检出率较低。在供水保障情况较好的地方，不建议家庭储水作为日常生活饮用水。供水保障率较低时，为保证水量进行家庭储水，应注意：①采用内表面较光滑、不宜锈蚀的储水器，避免细菌在池壁的附着和滋生；②储水器应设在室内卫生条件较好的地方，加盖密闭，减少污染；③取水容器要专用，不用时悬挂晾晒，避免接触污染；④每月放空储水器并清洗内表面。

饮用开水是控制介水传染病的重要措施之一，我国居民素有喝开水和饮茶的习惯，对于肠道传染病起到了重要作用。在烧水和喝水中，也有一些卫生要求：①提倡个人专用饮水器具，不混用；②放置不喝的水杯应加盖；③接触饮水器具前应洗手；④每日清洗饮水器具。

符合国家水质标准的水是健康安全的，但随着生活水平的提高和饮水健康意识的提升，家用净水机使用率正在提高。家用净水机普遍采用了超滤、活性炭吸附等工艺，可有效去除水中的微生物、大分子物质和一部分离子，改善水质。但如果使用不当，也会对饮水安全造成不良影响，应注意：①使用合格的家用净水机，具有合格证和卫生许可相关证明；②按照进水水质要求使用，家用净水机一般不能直接处理浑浊度较高的原水；③按要求清洗或更换膜和吸附材料，保证处理效果；④过滤产生浓缩废水不要用于饮用或清洗食物，长时间未使用时，应将最初出水弃掉。

参考文献

［1］ UNITED NATIONS. The Millennium Development Goals Report 2015 [A/OL]. https://www. un. org/millenniumgoals/2015_MDG_Report/pdf/MDG%202015%20rev%20 (July%201). pdf

［2］ SCOTT V, JURAN L, LING E J, et al. Assessing Strontium and Vulnerability to Strontium in Private Drinking Water Systems in Virginia [J]. Water, 2020, 12 (4): 1053.

［3］ RAJAPAKSE J, RAINER-SMITH S, MILLAR G J, et al. Unsafe drinking water quality in remote Western Australian Aboriginal communities [J]. Geographical Research, 2019, 57 (2): 178-188.

［4］ WORLD HEALTH ORGANIZATION. Guidelines for drinking-water quality (4th edition). Geneva, 2011.

［5］ 中华人民共和国卫生部, 中国国家标准化管理委员会. 生活饮用水卫生标准: GB 5749-2006 [S]. 北京: 中国标准出版社, 2006.

［6］ ENVIRONMENT PROTECTION AGENCY, U. S. 2018 edition of the drinking water standards and health advisories tables [S/OL]. https://www. epa. gov/ground-water-and-drinking-water/national-primary-drinking-water-regulations#Organic.

［7］ MINISTRY OF HEALTH, LABOUR AND WELFARE, JAPAN. Drinking Water Quality Standard [S/OL]. https://www. mhlw. go. jp/english/policy/health/water_supply/4. html

［8］ 李宗来, 宋兰合. 饮用水水质标准中农药指标的探讨 [J]. 给水排水, 2013, 49 (01): 33-37.

［9］ 刘国红, 彭朝琼, 蓝涛, 等. 深圳市饮用水中农药残留健康风险评价 [J]. 卫生研究, 2015, 44 (002): 264-269.

［10］ 环境保护部. 水质样品的保存和管理技术规定: HJ 493-2009 [S]. 北京: 中国环境科学出版社, 2009.

［11］ 中华人民共和国卫生部, 中国国家标准化管理委员会. 生活饮用水标准检验方法: GB/T 5750—2006 [S]. 北京: 中国标准出版社, 2006.

［12］ 国家标准局. 数据的统计处理和解释 正态样本异常值的判断与处理: GB/T 4883—2008 [S]. 北京: 中国标准出版社, 2008.

［13］ 国家标准局. 数据的统计处理和解释 Ⅰ型极值分布样本异常值的的判断与处理: GB/T 6380—2008 [S]. 北京: 中国标准出版社, 2008.

［14］ 国家标准局. 数据的统计处理和解释 指数样本异常值的判断与处理: GB/T 8056—2008 [S]. 北京: 中国标准出版社, 2008.

［15］ 国家标准局. 数据的统计处理和解释 正态性检验: GB/T 4882—2001 [S]. 北京: 中国标准出版社, 2001.

［16］ 郑用熙. 分析化学中的数理统计方法 [M]. 北京: 科学出版社, 1986.

［17］ 邓勃. 数理统计方法在化学分析中的应用 [M]. 北京: 化学工业出版社, 1981.

［18］ 赵欣, 徐赐贤, 张淼, 等. 海岛海水淡化水水质的卫生学调查 [J]. 环境与健康杂志, 2013 (04): 335-338.

［19］ 雅科夫·Y·海姆斯. 风险建模、评估和管理 [M]. 胡平, 译. 2 版. 西安: 西安交通大学出版社, 2013.

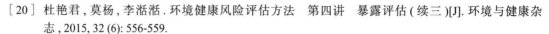

［20］ 杜艳君，莫杨，李湉湉．环境健康风险评估方法　第四讲　暴露评估（续三)[J].环境与健康杂志，2015, 32 (6): 556-559.

［21］ 孙庆华，杜宗豪，杜艳君，等．环境健康风险评估方法　第五讲　风险特征（续四)[J].环境与健康杂志，2015, 32 (7): 640-642.

［22］ 赵敬敬，向新志，王正虹，等．长江流域重庆段饮用水水源地多溴联苯醚的分布 [J].环境与健康杂志，2018, 35 (010): 893-895.

［23］ 徐晨烨．典型环境持久性有机污染物的母婴人群暴露与新生儿健康风险评价 [D].杭州：浙江大学，2018.

［24］ 黄盼盼，王晨晨，邱春生，等．水环境中 PAEs 的赋存，环境风险及水质标准 [J].环境工程，2020, 263 (05): 26-32.

［25］ 杨克敌，鲁文清．现代环境卫生学 [M]. 3 版．北京：人民卫生出版社，2019.

［26］ 李晓路．东北某水源地源水及生活饮用水粪便污染微生物调查与溯源研究 [D].北京：中国疾病预防控制中心，2016.

［27］ COHEN A, PILLARISETTI A, LUO Q, et al. Boiled or Bottled: Regional and Seasonal Exposures to Drinking Water Contamination and Household Air Pollution in Rural China [J]. Environmental Health Perspectives, 2020, 128 (1): 127001-127002.

［28］ 张琦，陶勇．地震灾区环境卫生技术指南 [M].北京：人民卫生出版社，2013.

［29］ 张秋秋，潘申龄，张昱，等．我国城市饮用水中 N- 亚硝基二甲胺的健康风险评估及水质标准制定 [J].环境科学，2017, 38 (07): 2747-2753.

［30］ 王烁．基准剂量法在改水后氟病区儿童健康风险度评估中的应用 [D].广州：广东药学院，2011.

［31］ 陈一庆，熊传龙，余波，等．饮水氟超标临界地区儿童氟斑牙与膳食营养因素关系的研究 [J].环境与健康杂志，2018, 35 (01): 51-53.

［32］ 陈媛，熊传龙，张琦，等．氟中毒暴露途径及健康效应研究进展 [J].环境与健康杂志，2016, 33 (001): 84-87.

［33］ 崔新，何翔，张文红，等．我国卫生监督体系的历史沿革 [J].中国卫生监督杂志，2007, 14 (002): 157-160.

［34］ 张琦，陈国良，陶勇．我国部分地区农村集中式供水单位卫生管理调查 [J].环境与健康杂志，2015, 32 (005): 412-415.

［35］ 姜元华，王富媛，项云成，等．重庆市农村集中式供水卫生现状及分析 [J].中国卫生监督杂志，2013, 20 (5): 445-449.

［36］ 王旭，陈永奎．2017 年胶州市农村集中式供水卫生监督现状调查与分析 [J].中国卫生产业，2018, 015 (020): 149-150.

［37］ 王荣昌，姚佳斌，钱静汝，等．改良型综合指数法在饮用水水质评价中的应用 [J].中国给水排水，2015, 31 (19): 108-112.

［38］ SCOTT V, JURAN L, LING E J, et al. Assessing Strontium and Vulnerability to Strontium in Private Drinking Water Systems in Virginia [J]. Water, 2020, 12 (4): 1053.

［39］ 李伟伟．农村集中式供水水质风险指标体系与评价模型的应用研究 [D].北京：中国疾病预防控制中心，2014.

［40］ 丛泽，刘永泉，时福礼，等．近 10 年北京市生活饮用水污染突发事件分析 [J].中国公共卫生管理，2008, 24 (006): 590-592.

［41］ 蔡建民，楼晓明，陈志健，等．浙江省 2010 年农村分散式供水水质现状分析 [J].浙江预防医学，2012, 24 (005): 1-3.

［42］ 何昌云，黄锦叙，吴和岩，等．2008—2011 年广东省农村分散式供水水质的卫生状况 [J].环境与健康杂志，2012 (04): 373-374.

［43］ 武先锋，张荣，毕书峰，等．农村家庭储水现状与风险因素研究 [J].环境与健康杂志，2009, 26 (007):

611-614.

［44］ 胡克林, 李保国, 陈德立. 区域浅层地下水埋深和水质的空间变异性特性 [J]. 水科学进展, 2000, 11 (4): 408-414.

［45］ 路遥. 江苏省盐城市浅层地下水埋深特征值分析 [J]. 地下水, 2016, 38 (5): 28-29.

［46］ 焦文志, 邱富芝, 赵腾林, 等. 开封市农村家庭储水现状及风险因素调查 [J]. 中国农村卫生, 2016 (4): 39-42.

［47］ 王晓峰, 蔡建民, 楼晓明, 等. 农村家庭饮水状况及储水风险因素调查 [J]. 中国公共卫生, 2009, 25 (02): 156.